U0381569

儿童常见传染病护理手册

主编　郑玉婷　范　娜

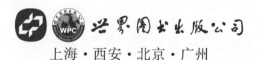

世界图书出版公司

上海·西安·北京·广州

图书在版编目(CIP)数据

儿童常见传染病护理手册 / 郑玉婷,范娜主编. —
上海:上海世界图书出版公司,2023.1
ISBN 978-7-5192-9643-8

Ⅰ.①儿… Ⅱ.①郑…②范… Ⅲ.①小儿疾病－常
见病－传染病－护理－手册 Ⅳ.①R473.72-62

中国版本图书馆 CIP 数据核字(2022)第 115018 号

书　　名	**儿童常见传染病护理手册**	
	Ertong Changjian Chuanranbing Huli Shouce	
主　　编	郑玉婷　范　娜	
责任编辑	芮晴舟	
封面设计	崔晨烨	
出版发行	上海世界图书出版公司	
地　　址	上海市广中路 88 号 9－10 楼	
邮　　编	200083	
网　　址	http://www.wpcsh.com	
经　　销	新华书店	
印　　刷	苏州彩易达包装制品有限公司	
开　　本	889 mm× 1194 mm　1/32	
印　　张	10	
字　　数	300 千字	
版　　次	2023 年 1 月第 1 版　　2023 年 1 月第 1 次印刷	
书　　号	ISBN 978－7－5192－9643－8 / R · 627	
定　　价	70.00 元	

编委会

主 编

郑玉婷　范　娜

副主编

廖云姗　潘雯滢　何　娟　郑文娟　肖丽涛
傅爱蕊　朱　丹　肖　颖　孙美华　韩亚娟
周　霞　赵　园

编 者（按姓氏笔画排序）

王晓梦　史荣美　刘凤莲　杨丽萍　杨　婷
李丹娜　李欣蕊　李虹霞　李秋蓉　张晓燕
陈彩凤　苗彩艳　赵江丽　赵登珠　胡　燕
高　丽　高　媛　普林丽

（所有作者均来自昆明市儿童医院）

前　言

　　传染病一直危害和威胁着儿童及青少年的生命健康。虽然随着社会的发展、人们生活水平的提高和预防接种的实施，有效控制了儿童及青少年传染病的蔓延，但其仍然存在很大的威胁。患儿免疫力低、易受感染，且经常处于人员密集场所，易造成病原菌快速传播与扩散。呼吸道和消化道成为最主要的传播途径。为降低儿童传染病的发病率，应首先切断传染源，一旦确诊，及时治疗，并做好防护及隔离措施，防止传染源扩散，降低患儿病死率。本书结合儿童常见传染病病种以及编者所在医院丰富的病区管理经验，较全面、系统地从儿童传染病病区管理、常见儿童传染性疾病的护理常规、护理安全防护、护理质量管理标准进行阐述，为广大的护理同仁提供参考，也可以为广大患儿家长答疑解惑。书中不当之处恳请各位同仁批评指正。

编　者

目　录

第一章

门 诊 管 理

第一节　环境布局要求

　　门诊部布局要求相对独立，有单独通道，设置科学、合理，符合卫生学标准。各诊室相对独立，通风及采光良好，就诊流程有序、连贯、便捷。基础设施完善（包括消防、环境卫生、放射卫生、电梯、卫生间、候诊区等）并符合相应管理规定。

　　根据国家卫生健康委的相关要求，所有的医疗机构均要设立独立的发热及肠道患儿专用门诊，分别独立设区、通风良好，有明显标识，诊室、治疗区应配有流动洗手设施、医疗废弃物收集桶；发热门诊各室内有紫外线消毒灯等空气消毒设备；肠道门诊的诊室配有纱门、纱窗，配备专用卫生间和独立化粪池，肠道门诊门口放消毒液浸湿脚垫，诊室内备有消毒浸泡液和洗手设施，地面用配制的消毒液随时消毒。发热与肠道门诊分别有医务人员通道与患儿通道，不能共用通道，就诊路线有明显标识，分区严格按"三区二通道"设置。并设有缴费、候诊、检查、检验、治疗、抢救、卫生间、处置间等区域，避免人群拥挤，做到人、物的流向合理，洁、污相对分开。

第二节　预检分诊要求

在门诊各入口处设立分诊点，做好个人防护和环境防护，询问患儿和陪同家长流行病学史及相关症状体征，查看病历及检验报告，并测量生命体征；分诊点标识明显，配备体温计、一次性口罩、手消毒液、防病知识宣传资料等物品，有分诊流程图，有预检分诊登记本，分诊点附近有明显的发热、肠道门诊指引标识，各出入口配备速干手消毒剂等手卫生设施。

传染性疾病门诊具体负责本医疗机构传染病的分诊工作，并对本医疗机构的传染病预检、分诊工作进行组织管理。分诊点应当标识明确、相对独立、通风良好、流程合理并具有消毒隔离条件和必要的防护用品。

各科室的医师在接诊过程中，应当注意询问患儿有关的流行病学史，结合患儿的主诉、病史、症状和体征等对来诊的患儿进行传染病的预检。经预检为传染病患儿或者疑似传染病患儿的，应当将患儿分诊至传染性疾病科分诊点、传染病院或定点医院就诊，同时对接诊处采取必要的消毒措施。

应当根据传染病的流行季节、周期和流行趋势做好特定传染病的预检、分诊工作。在接到卫生部和省、自治区、直辖市人民政府发布特定传染病预警信息后，或者按照当地卫生行政部门的要求，加强特定传染病的预检、分诊工作。必要时，设立相对独立的针对特定传染病的预检处，引导就诊患儿首先到预检处检诊，初步排除特定传染病后，再到相应的普通科室就诊。

　　分诊点应当采取标准防护措施，按照规范严格消毒，并按照《医疗废物管理条例》的规定处理医疗废物。对呼吸道等特殊传染病患儿或者疑似患儿，医疗机构应当依法采取隔离或者控制传播措施，并按照规定对患儿的陪同人员和其他密切接触人员采取医学观察和其他必要的预防措施。定期对医务人员进行传染病防治知识的培训，培训应当包括传染病防治的法律、法规以及传染病流行动态、诊断、治疗、预防、职业暴露的预防和处理等内容。

第三节　患儿管理要求

　　患儿陪同人员为1～2人，注意避免人群拥挤，尽量减少在医院停留时间。发热患儿如无流行病学史，至发热门诊诊治。有呼吸道传播流行病学史的立即给患儿和陪同家长正确佩戴医用外科口罩，给予专人专用通道护送患儿至传染性疾病门诊诊治，一人一间。

　　患儿需佩戴口罩在指定区域候诊，不可随意走动，与其他患儿保持距离。就诊时应单人进入诊室（最多1人陪伴），其余患儿和陪伴家属需在指定区域等候。

　　排除传染性疾病患儿，应及时将其分诊至相应诊区就诊。诊断不明或不能排除传染性疾病患儿，应隔离留观；疑似或确诊患儿应联系传染病院或者定点医院安排转诊；上述患儿未确诊或者确诊未治愈前，为避免传染他人，甲类（鼠疫、霍乱）或特殊传染病（乙类传染病中的肺炭疽、传染性非典型肺炎、人感染高致病性禽流感、新型冠状病毒肺炎按照甲类管理的传染病患儿或疑似患儿）不能返家或自行至其他医院诊治。留观患儿应单人隔离（最多1人陪伴），非必要不探视，或采用视频方式。

第四节　仪器设备管理要求

一、基本设备

非接触式水龙头（感应或脚踏式）、洗手液、速干手消毒剂、体温计、额温枪、听诊器、血压计、压舌板、咽拭子采集用物、动静脉采血及静脉治疗用物、心电图机、设备带、氧气瓶、吸氧装置；消毒设备如空气消毒机、床单位消毒机、空气净化器、喷壶等，并在穿、脱防护用品区域配置穿衣镜，张贴相应流程图。

二、急救设备

抢救床、抢救车、负压吸引装置、心电血氧监护仪、除颤仪、注射泵、输液泵、无创呼吸机、有创呼吸机、转运监护仪、气管插管用物、简易呼吸器、PEEP阀简易呼吸器等。

第五节　岗位管理要求

一、护士长

1. 统筹管理门诊人员和物资，并指导各项临床护理工作。

2. 负责制订和完善各项护理制度及工作流程，并督促执行。

3. 制订护理人员培训计划,并组织实施。

4. 监督工作人员正确穿、脱防护用品。

5. 督促门诊工作人员做好消毒隔离工作,预防交叉感染。

6. 主动听取患者、医生及护理人员的意见和建议,持续改进工作,并协助其他部门解决临床问题。

二、预检分诊护士

1. 负责门诊接诊工作,为未佩戴口罩的呼吸道特殊传染病患儿或疑似患儿及家属提供口罩。

2. 测量患儿生命体征,询问患儿近期发热史、发热患儿接触史、疫源地出入史和接触史以及野生动物接触史等。正确预检分诊,做好患儿初步筛查和就诊引导,严格登记。

3. 定时巡视候诊患儿,检查并提示患儿及家属正确佩戴口罩,维持就诊秩序。

4. 主动听取患儿主诉,密切监测病情变化,发现异常,立即通知医生,协助救治。

5. 接收各类危急值报告,及时通知医生,联系患儿及家属并做好记录。

6. 负责门诊(感染性疾病门诊、传染性疾病门诊、发热门诊)各类信息的传递与联络。

7. 协助患儿及家属使用自助机查询、打印检验结果,办理留观手续等。

8. 对患儿及家属进行疾病知识、就诊流程等方面的宣教。

9. 负责整理、填报发热、疑似传染病患儿登记日报表。

三、责任护士

1. 负责患儿在发热、传染性疾病门诊留观期间的护理工作。

2. 为留观患儿提供责任制整体护理,包括生活护理、监测生命体征和病情变化、执行治疗和护理措施、协助检查和抢救、追踪检查和检验结果、开展健康宣教及心理护理等,做好护理记录。配合医生实施急危重症患儿的抢救。

3. 每班交接患儿整体状况,包括一般情况、治疗及护理措施、未完成的检查及重点注意事项等,并做好患儿收治前的各项准备工作。

4. 做好患儿收治住院及转院准备、床单位终末消毒。

5. 每日清点、检查急救设施设备,如除颤仪、抢救车、吸引器等,确保处于应急状态。

四、治疗护士

1. 协助预检分诊岗和留观护理岗的各项工作。

2. 负责非留观患儿的标本采集及治疗、护理工作,确保安全、规范、及时送检,并查询检查和检验报告,通知医生。

3. 清点、补充和检查各诊区、治疗区及留观区所需的诊疗用物、药品及仪器设备等,确保储备充足、完好备用。

4. 整理各诊室,并检查各类消毒剂的浓度和有效期,及时补充。

五、消毒护士

1. 收集污染的防护面屏和护目镜并进行消毒预处理。

2. 收集并转运潜在污染区的医疗废弃物，放置于指定区域。

3. 负责诊室、治疗室、护士站所有用物、台面、空气及自助打印机等设备的触摸屏的消毒。

4. 督查污染区保洁员的各项工作，包括地面、污衣桶、垃圾桶以及医疗废弃物的收集和处理等。

5. 督查拟出污染区人员正确摘脱防护用品。

6. 现场监督和指导所有进出隔离区人员规范穿、脱防护用品，并做好安全防护宣教工作。提醒工作人员避免在生活区的密切接触，确保错峰就餐、单独沐浴、单独休息等。

7. 督查清洁区各消毒隔离措施落实及待消毒物品的规范转运。

8. 统筹和补充各类工作用物、防护用品及生活物品。

9. 主要在清洁区工作，与发热门诊各岗位人员保持密切沟通，发现问题及时上报，并制订改进方案。

10. 培训新入发热及感染性疾病门诊、传染性疾病门诊工作人员，包括环境介绍、制度要求及正确穿、脱防护用品等。

第六节　护理人力资源管理

一、目的

为保证患者安全，紧急情况下迅速调配科室人员到位，确保护理工作高效、安全、有序地开展。制订紧急情况下科室人力资源紧急调配方案。

二、标准

1. 科室根据患者需要及护士意愿,弹性排班。

2. 护士长深入各诊区及工作区域,预见性排班。

3. 各小组新老搭档,互帮互助。

4. 无资质的护士不得独立值班。

5. 如遇以下须紧急调配情况,值班护士第一时间通知护士长并注意保持诊区安全,护士长视情况启动调配方案。

（1）科室接到医院急救及指令性任务。

（2）发生重大事件及突发公共卫生事件。

（3）科室人员临时请病假或事假。

（4）科室启动调配预案后,及时上报护理部备案。

（5）安排备班护士,保持24小时电话畅通,接到通知后半小时到岗。备班当天不得离开本市,如有特殊情况必须提前通知护士长。设立备①班、备②班,启动备班时,首先通知备①班,当备①班无法按时到岗或无法满足岗位需求时,则启动备②班。

（6）科室出现护理人力资源相对短缺,影响科室正常开展工作时,首先由病区护士长在本病区内协调解决,本病区内不能协调解决时,由护士长向护理部提出申请,护理部安排护理人力资源库中的机动人员对繁忙科室进行支援,以保证护理工作的正常开展。

（7）科室人员通讯录存档,以便随时联系。

住院病区管理

第一节 环境布局要求

一、普通病区

普通病区病室和治疗室、换药室、处置室、配膳室、盥洗室、储物间、卫生间等辅助用房布局要合理,洁污分开,区域划分明确,标识清楚,防止因人员、物品流程交叉导致污染。有条件的情况下应在病区的一端设立一间或多间带有卫生间的隔离病室,用于疑似或确诊传染病患者的临时隔离。保持病房内空气流通,室温维持在18~22℃,湿度在50%~60%。疑似或确诊传染病患者与其他疾病患者要分室安置。病情较重的患者单人间安置,受条件限制的医院,同种传染病、同种病原体感染患儿可安置于一室,但病床间距离需超过0.8 m。病室床位数单排不应超过3床,特殊情况不得超过4床;双排不应超过6床,特殊情况不得超过8床。用于保护性隔离者,可设正压病房;用于呼吸道感染源隔离者可设为负压病室,也可设置为正负压转换形式的隔离病室。

二、传染病病区

应设在医院相对独立的区域,远离其他病房、重症监护病房和生活区。也可在医院建筑物的一端设立传染性疾病病区，设单独出入口和出入院处置室。严格划分污染区、潜在污染区和清洁区，并在污染区、潜在污染区和清洁区之间设立缓冲区，各区域张贴醒目标识，防止误入。同时，设医务人员通道和患者通道，确保不交叉，标识明显。不同种类的传染性疾病患者应分室安置，每间病室不应超过4人，病床间距应不少于1.1 m。病房应通风良好，呼吸道传染病的病区，布局应符合WS/7T311-2009《医院隔离技术规范》中相应的规定要求。

（一）呼吸道传播传染性疾病的环境布局

集中收治呼吸道传播传染性疾病的地点应设在医院相对独立的区域，分为清洁区、潜在污染区和污染区，各区之间界限清楚，标识明显。设立两通道和三区之间的缓冲间。缓冲间两侧的门不应同时开启，以减少区域之间空气流通。病室内应有良好的通风设施，配置卫生沐浴设备。各区域应安装适量的非手触式开关的流动水洗手池。不同种类传染病患者（空气隔离疾病：水痘、麻疹、肺结核等；飞沫隔离疾病：流感、猩红热、流行性腮腺炎等）应分室安置，疑似患者应单独安置。受条件限制的医院，同种疾病患儿可安置于一室，两张病床之间距离不少于1.1 m。

（二）接触传播性传染病的环境布局

有条件应安置在隔离病室1人间，病房内医疗区域、医疗辅助用房区域、污物处理区域和医务人员生活辅助用房应相对独立，标识清楚。无条件时，同种病原体感染患者（接触隔离疾病：手足口、轮转病毒等）每间病室应不超过4人，床间距应1 m以上。病房通风良好，通过自然通风或安装通风设施，以保证病房内空气清新。

常见传染病的传播途径及防护指引见表2-1。

表2-1　常见传染病的传播途径及防护指引

疾病名称	传播途径				不同人员的防护要求	防护用品				
	空气	飞沫	接触	体液		口罩	帽子	手套	隔离衣	面罩或护目镜
手足口病			+		医护人员	±		+	+	
					患儿	±				
					陪护	±		±	±	
水痘、麻疹、风疹、流行性腮腺炎、开放性肺结核	+	+			医护人员	+		±	±	
					患儿	+				
					陪护	+		±	±	
猩红热、流行性感冒、百日咳		+			医护人员	+		±	±	
					患儿	+				
					陪护	+		±	±	

续表

疾病名称	传播途径				不同人员的防护要求	防护用品				
	空气	飞沫	接触	体液		口罩	帽子	手套	隔离衣	面罩或护目镜
感染性腹泻、多重耐药菌、甲肝、戊肝、伤寒、副伤寒、急性出血性结膜炎			+		医护人员			+	+	
					患儿					
					陪护			+	+	
狂犬病				+	医护人员	+		+	+	
					患儿		+			+
					陪护	+	+	+	+	
乙肝、丙肝、丁肝、HIV、梅毒、淋病、布鲁病				+	医护人员					
					患儿					
					陪护			+		+

备注：1. 在传播途径一列中，"＋"标识传播途径之一。

2. 在防护用品一栏中，"＋"表示需要采取的防护措施，"±"表示需要时可采取的防护措施。

3. 对于开放性肺结核患者，医护人员及家属应选择佩戴 N95 口罩。

第二节　患儿出入院管理

一、病区管理整体要求

1. 病区实施24 h门禁管理。

2. 设置应急备用病室,满足紧急隔离需要。

3. 建立相关制度和流程,配备必要的隔离、防护用品。

4. 加强陪护和探视管理:限制陪护数量,原则上1名固定人员陪护。甲类(鼠疫、霍乱)或特殊传染病(乙类传染病中的肺炭疽、传染性非典型肺炎、人感染高致病性禽流感、新型冠状病毒肺炎按照甲类管理的传染患儿或疑似患儿)进行无陪管理,避免探视,建议采用手机视频探视,传染性疾病病区所有陪护和探视人员进行流行病学史排查、测温、戴口罩、登记信息,并密切监控。

二、入院流程管理

(一)非重症传染病患儿

1. 护士到指定地点等候患者,将患儿安全接至病区(传染性疾病患儿经专用通道),核对患儿信息后给予办理入院手续,完成首次评估并通知医生查看。

2. 指导并协助患儿及家属放置随身携带用物,必要时标注患儿姓名。

3. 向患儿及家属介绍病区环境、完成住院患儿风险评估,签署安全风险告知书(防跌倒、坠床、烫伤、误吸等)、佩戴口罩的目的与方法、个人卫生要求、隔离病区患者管理规定及如何配合落实消毒措施等。

4. 告知患儿及家属病室房门需保持关闭状态，传染性疾病病房有传递窗口的房间只可单向开放，并严格执行消毒隔离制度。

5. 向患儿及家长做好解释工作，非必要不探视。

（二）重症传染病患儿

1. 由总责护士（护理组长）核实患儿基本情况，与医生沟通并安排床位，通知责任护士备好仪器设备、治疗及抢救用物。

2. 与转运者确认患儿身份进行物品交接转移患者至病房，完成首次评估并通知医生查看，确保开通至少一条静脉通路，遵医嘱给氧、心电监护、监测血氧饱度，必要时吸痰，遵医嘱给药及治疗。检查确认各导管无反折牵拉，妥善固定各种管道，检查患者皮肤情况并记录。

3. 向患儿及家属介绍病区环境、完成住院患儿风险评估，签署安全风险告知书（防跌倒、坠床、烫伤、误吸等）、佩戴口罩的目的与方法、个人卫生要求、隔离病区患儿管理规定及如何配合落实消毒措施等。

4. 告知患儿及家属病室房门需保持关闭状态，传染性疾病病房有传递窗口的房间只可单向开放，并严格执行消毒隔离制度。

5. 向患儿及家长做好解释工作，非必要不探视。

三、出院流程管理

（一）出院前护理

1. 通知家属做好患儿次日出院前准备，告知出院当日手续办理流程及注意事项。

2. 为患儿及家属做好各项出院健康宣教，推送或发放满意度调查表。

（二）出院当日护理

1. 回收满意度调查表,协助、指导患儿家长进行出院结算,有条件的医院在传染性疾病病区结算。

2. 告知复诊时间及复诊计划,如有出院后用药,向患儿家长解释用药方法及注意事项。

3. 指导、协助患儿家长至指定地点沐浴换洗清洁衣裤。

4. 患儿离开病区后床单元进行终末消毒处理。传染性疾病患儿用物放入双层垃圾袋内,按医疗废弃物处理。

四、发现疑似传染性疾病患儿的处理

1. 疑似患儿就地单间隔离,并尽快留取标本进行病原等检查,若检测结果阳性,根据国家防控要求,做好严密防护下将患儿转至隔离病区或转诊至当地定点医院。

2. 发现疑似患儿时,同病室的其他患儿及家长立即转移至应急备用病室进行医学隔离观察,呼吸系统传染性疾病则正确佩戴医用外科口罩。

3. 隔离病室门处于关闭状态,医院协助提供必需食物及生活用品,禁止无关人员进出。

4. 疑似患儿物品做到专人专用,患儿转出后根据《医疗机构消毒技术规范》对其接触环境、物品等进行终末消毒。

五、转运流程管理

（一）转出病房

1. 接到通知后,与医生核实并联系接收科室,确定转出时间；核对患儿信息，完善各类病历资料。

2. 转运前，检查转运设备及携带的必备资料等，遵医嘱准备转运药物、氧气及其他转运设备，有管路者妥善固定。

3. 转运过程中密切监测患儿生命体征，必要时持续给氧。重症患儿医护配合共同进行转运，持续给氧，各管路妥善固定，无反折牵拉。

4. 疑似或确诊传染性疾病患儿，立即安置独立的隔离病室。与传染性疾病病区联系后，使用相对独立通道护送转运，护送者按疾病种类做好个人防护，并对转运路线及用物进行消毒处理。

5. 与接收科室交接患儿情况、个人药品和物品等，填写患儿转运交接单。

6. 患儿转出后进行病室及床单位的终末消毒。

7. 整理相关文件并留存。

（二）转至传染病院或定点医院

1. 经筛查确认为疑似或明确诊断的患儿，整理患儿病历资料，启动患儿转运流程，填写转诊单。

2. 转运前，检查转运设备和携带的必备资料，遵医嘱准备转运药物、给氧设备及其他转运设备，有导管者妥善固定。

3. 使用相对独立通道护送转运。转运过程中，工作人员、患儿及家长按疾病种类做好个人防护，重症患儿使用储氧面罩给氧（氧流量在 15 L/min 以上），保证储氧气囊充气充分，并密切监测患儿生命体征，直至安置于救护车。

4. 患儿转出后进行病室及床单位的终末消毒，并整理患者相关文件留存。

六、尸体流程管理

1. 患儿死亡后及时进行尸体料理。传染性疾病患儿的尸体料理在严密防护下进行。

2. 备好尸体料理用物,含棉球、纱布、含氯消毒剂(3 000～5 000 mg/L)、止血钳和喷壶等。

3. 用含氯消毒剂(3 000～5 000 mg/L)棉球或纱布填塞患儿口、鼻、耳、肛门、气管切开处等所有开放通道或创口。

4. 尸体料理完成后,联系太平间,告知家属过程需充分体现人文关怀。传染性疾病患儿尸体用浸有消毒液的双层布单包裹尸体,装入双层尸体袋中,立即封闭尸袋,严禁再次打开。尸体送至指定地点尽快火化。

5. 尸体料理完成后,医生开具死亡证明及尸体处理程序单,填写死亡患儿登记表。

6. 严格按污染垃圾处理废弃物,终末消毒,用1 000 mg/L的含氯消毒液擦拭床单位和喷洒地面。

七、仪器设备管理要求

1. 基本设备:手卫生设施物品配置充足,如非接触式洗手设施、洗手液、干手设施、速干手消毒剂等,并在穿、脱防护用品区域配置穿衣镜,张贴相应流程图。

2. 气体及负压设备准备足够压力的壁氧系统、压缩空气系统、负压系统。

3. 消毒设备空气消毒机、床单位消毒机、空气净化器、喷壶等。

4. 消防设施:根据区域面积配备一定数量的灭火器、

消防栓。

5. 办公用品：电脑、打印机、对讲机或病区内办公电话。

6. 其他物品：体温计、额温枪、血压计、听诊器、指氧监测仪、治疗车、轮椅、平车、冰箱等。

7. 急救设备：配备急救车及急救药品、氧气瓶及配套装置、移动式负压吸引器、心电血氧监护仪、心电图机、除颤仪、注射泵、输液泵等。

第三节 岗位管理要求（各班工作职责）

一、护士长

1. 统筹管理病区人员和物资，并指导各项临床护理工作。

2. 负责制订和完善各项护理制度及工作流程，并督促执行。

3. 制订护理人员培训计划，并组织实施。

4. 监督工作人员正确穿、脱防护用品。

5. 督促病区内工作人员做好消毒隔离工作，预防交叉感染。

6. 主动听取患儿、医生及护理人员的意见和建议，持续改进工作，并协助其他部门解决临床问题。

二、办公室护士

1. 在潜在污染区工作。

2. 及时与值班医生沟通,确认患儿收治情况。

3. 安排新入院或转入患儿床位,办理相关手续。

4. 整理出院、转出、死亡患儿病历办理相关手续。

5. 与药房、医生以及总责护士(护理组长)和责任护士密切沟通,保证医嘱处理正确、及时。

6. 清点并管理病区内各类药品。保障基数药品及液体储备正常,药柜、药车清洁、整齐,毒麻、精神药管理规范。

三、责任护士

1. 服从护士长分配,负责自己所管患儿的护理工作。

2. 负责患儿入院前的准备工作,接待新入院患儿,做好入院宣教和首次评估,了解患儿病情,掌握护理重点。

3. 按时交接班,为患儿实施责任制整体护理,包括生活护理、病情观察、用药治疗、标本采集以及健康指导等,做好护理记录。

4. 参加所护理患儿的医疗查房,了解患儿病情及治疗进展。

5. 落实各项消毒隔离措施,并注意自我防护。

6. 做好患儿及家长的心理护理,帮助患儿及家长树立战胜疾病的信心。

7. 负责出院、转科、死亡患儿的床单位处理和终末消毒。

四、消毒护士

1. 在潜在污染区工作。

2. 配制和准备患儿所需各类药物,贴好打印标签,与主班护士核对后交予责任护士,传送入污染区。

3. 与办公室护士、总责护士（护理组长）和责任护士密切沟通，保证药物配制及时、准确。

4. 清点潜在污染区医疗物资库内物品，保证用物充足。

5. 定时清理潜在污染区域内的所有垃圾。传染性疾病病区需收集浸泡的护目镜。

6. 保证科室防护物品充足，包括护目镜、防护面屏、隔离衣、手套、无菌手套、医用外科口罩、小方纱、防护头罩、胶布、防水靴套等。

7. 传染性疾病病区每 4 h 使用消毒液喷洒地面，更换区域内浸泡物品的消毒液。

五、夜班护士

1. 服从护士长分配，负责夜间自己所管患儿的护理工作。

2. 负责夜间患儿入院前的准备工作，接待新入院患儿，做好入院宣教和首次评估，了解患儿病情，掌握护理重点。

3. 按时交接班，为患儿实施责任制整体护理，包括生活护理、病情观察、用药治疗、标本采集以及健康指导等，做好护理记录。

4. 落实各项消毒隔离措施，并注意自我防护。

5. 做好患儿及家长的心理护理，帮助患儿及家长树立战胜疾病的信心。

6. 负责夜间出院、转科、死亡患儿的床单位处理和终末消毒。

六、总责护士（护理组长）

1. 全面负责病区护理质量管理。传染性疾病病区总责护士在污染区工作。

2. 根据当日病区患儿病情,协助护士长合理安排责任护士。

3. 参加医生每日查房,了解病区所有患儿基本病情。

4. 指导并协助解决危重症患儿的护理重点和难点问题。

5. 协助医生及护士长完成病区突发事件的应对,参加危重患儿的抢救。

6. 负责病区通风管理及协助药品传递。

7. 督查污染区内工作人员防护用品穿戴情况,保证防护到位。

8. 检查各项规章制度的落实情况,发现问题,及时上报护士长,并总结分析和改进。

9. 参与各项护理常规、工作流程和护理制度的起草和修订工作。

10. 清点、整理和补充污染区内各类消毒物资及医用耗材。

第四节 护理人力资源管理

一、目的

为保证患者安全,紧急情况下迅速调配科室人员到位,确保护理工作高效、安全、有序地开展。制订紧急情况下科室人力资源紧急调配方案。

二、标准

1. 科室根据业务需求及人力资源情况,弹性排班。

2. 无资质的护士不得独立值班。

3. 如遇以下须紧急调配情况,值班护士第一时间通知护士长并注意保持诊区安全,护士长视情况启动调配方案。

(1)科室接到医院指令性任务。

(2)发生重大事件及突发公共卫生事件。

(3)科室人员临时请病假或事假。

(4)科室启动调配预案后,及时上报护理部备案。

(5)安排备班护士,保持24小时电话畅通,接到通知后半小时到岗,备班当天不得离开本市,如有特殊情况必须提前通知护士长。设立备①班、备②班,启动备班时,首先通知备①班,当备①班无法按时到岗或无法满足岗位需求时,则启动备②班。

(6)科室出现护理人力资源相对短缺,影响科室正常开展工作时,首先由病区护士长向科护士长提出申请,科护士长在大科内协调解决。大科内不能协调解决时,由科护士长向护理部提出申请,护理部安排护理人力资源库中的机动人员对繁忙科室进行支援,以保证护理工作的正常开展。

(7)科室人员通讯录存档,以便随时联系。

第三章
儿童常见传染病护理常规

第一节 儿童常见传染病一般护理

一、一般护理

密切观察患儿病情变化、生命体征、瞳孔反射、服药反应、治疗效果、特殊检查等。注意热度和热型、皮疹形态及分布情况与发热的关系，如有异常及时通知医生。落实门诊预检分诊制度，做到"早发现、早隔离、早诊断、早治疗"。

1. 病室环境：保持病室安静，舒适、温湿度适宜，根据患儿不同的隔离要求，定期进行空气消毒。

2. 休息与活动：根据患儿病情情况及不同的隔离要求，制定可实施的活动计划。急性期、高热、昏迷及合并有严重并发症的患儿应卧床休息。

3. 皮肤护理：积极预防皮肤感染、红臀等。出现皮疹、疱疹时剪短患儿指甲，忌搔抓，保持手部清洁。皮疹重及疱疹感染者床单、被单、衣物应高压消毒每日定时更换。严格执行无菌操作，操作前后注意洗手，避免交叉感染。年龄较小的腹泻患儿，便后用温水洗净臀部后涂护臀油预防红臀发生。昏迷或长期卧床患儿，注意及时按摩翻身，预防压力性损伤。

4. 口腔护理：每日2次，婴儿多喂白开水，较大患儿用清水漱口。观察有无口腔溃疡并给予相应处理。

5. 眼部护理：避免强光刺激，如果眼分泌物多，每日用生理盐水清洗眼部的分泌物，保持清洁。

6. 鼻腔护理：及时清除鼻腔分泌物及鼻痂，保持呼吸道通畅。

二、饮食护理

给予充足水分、高热量、高维生素、易消化的流质、半流质或软食，鼓励患儿多饮水，促进毒素的排泄。危重患儿不能进食者予以鼻饲。

三、隔离措施

严格执行消毒隔离制度。在标准预防的基础上，根据不同病原体的特征和疾病的传播途径，采取相应的隔离与预防措施，同种病种可置同室隔离，做好随时和终末消毒，工作人员做好自身防护，防止传染病播散。传染病患儿由指定通道入院或离院。

四、疫情上报

医生按规定时间做好疫情上报工作。护士按要求及时准确采集各种标本，及时送检。

五、心理护理

患儿入院后,对陌生的环境存在恐惧感,甚至需要单独隔离,更容易产生焦虑、孤独、紧张心理,有的患儿可表现为大哭大闹、拒食、抗拒治疗甚至逃跑等。患儿的不良心理反应会导致病情加重,护理人员应在做好相应防护的情况下,加强对患儿的人文关怀,耐心劝导患儿,并取得患儿家属的积极配合,消除患儿的负面情绪。对恢复期患儿,做好相应的活动计划,如游戏、运动、看电视、复习功课等。鼓励患儿保持良好的情绪,促进疾病康复。

六、健康教育

1. 评估:评估患儿的疾病特点及隔离要求;患儿及家长对疾病的认知、宣教的方式;患儿的个性化治疗和护理。

2. 计划:根据护理评估的信息,对患儿及家长的健康教育方式、宣教的内容、隔离的要点、个性化的治疗与护理,做出相应的计划。

3. 实施:根据患儿的健康教育计划,对患儿及家长进行健康教育。

4. 评价:根据患儿及家长的健康教育实施进度,评估患儿及家长对健康教育的接受程度、执行情况、配合程度。

七、营养指导内容

1. 纯母乳喂养:6月龄内婴儿应纯母乳喂养,如果母亲患活动期肺结核且未经有效治疗、患乙型肝炎且新生儿出生时未接种乙肝疫苗及乙肝免疫球蛋白、HIV感染、乳房上有疱疹以及母亲吸毒等情况下，不宜母乳喂养。母亲患其他传染性疾病或服用药物时，应咨询医生，根据情况决定是否可以哺乳。根据患儿的病情必要时给予鼻饲。

2. 食物转换：儿童营养需求包括营养素、营养行为和营养环境3个方面，感染性疾病婴幼儿喂养过程的液体食物喂养阶段、泥糊状食物引入阶段和固体食物进食阶段中，不仅要考虑营养素摄入，也应考虑疾病需要，使婴幼儿在获得充足和均衡的营养素摄入的同时，兼顾疾病需求。根据季节和儿童活动量决定饮水量，以白开水为好，以不影响幼儿奶类摄入和日常饮食为度。

3. 饮食卫生：在准备食物和喂食前患儿和看护人均应洗手，给患儿提供新鲜的食物，避免食物被污染。禽畜肉类、水产品等动物性食物应保证煮熟，以杀灭有害细菌。剩余食物再喂食时宜加热避免污染，加热固体食物应彻底、液体食物应煮沸。患儿餐具按隔离要求进行消毒，呕吐物、残余食物按照传染病管理要求进行收集统一处理。按消毒原则进行处理。

八、标本采集规范

（一）血标本采集和运送标准操作规程

1. 血标本采集指征：患儿需做免疫缺陷血清学测定、肝炎定性定量监测、病毒核酸测定；临床医生怀疑有其他传染性疾病需要静脉采血时。

2. 采血时机：空腹为佳。

3. 采血流程

（1）评估和观察要点

1）评估患儿病情、意识及配合程度,需空腹取血者了解是否空腹。

2）评估穿刺部位皮肤、血管状况和肢体活动度。

（2）操作要点

1）真空采血法:根据标本类型选择合适的真空采血管,将采血针与持针套连接,按无菌技术操作规程进行穿刺,见回血后,按顺序依次插入真空采血管。

2）注射器直接穿刺采血法:根据采集血标本的种类准确计算采血量,选择合适的注射器,按无菌技术操作规程进行穿刺。采集完成后,取下注射器针头,根据不同标本所需血量,分别将血标本沿管壁缓慢注入相应的容器内,轻轻混匀,勿用力震荡。

3）经血管通路采血法:外周血管通路仅在置入时可用于采血,短期使用或预期使用时间不超过48 h的外周导管可专门用于采血,但不能给药。采血后,血管通路要用足量的生理盐水冲净导管中的残余血液。

（3）指导要点

1）告知患儿及家属血标本采集的目的及配合方法,如需空腹采血应提前告知。

2）告知患儿及家属按压穿刺部位及按压时间。

4. 注意事项

（1）在安静状态下采集血标本。

（2）若患儿正在进行输液治疗,应从非输液侧肢体采集。

（3）同时采集多种血标本时,根据采血管说明书要求依次采集血标本。

（4）采血时尽可能缩短止血带的捆扎时间。

（5）标本采集后尽快送检,送检过程中避免过度震荡。

（二）痰标本采集与运送标准操作规程

1. 痰标本指征：一般可用于普通细菌、分枝杆菌、真菌和军团菌的涂片或培养检测，经气管穿刺吸引物可用于厌氧菌的检测。

2. 采集时机

（1）采集标本的最佳时机应在使用抗菌药物之前。

（2）宜采集清晨第二口痰液。

（3）对于普通细菌性肺炎，痰标本送检每日 1 次，连续 2～3 天。不建议 24 h 内多次采样送检，除非痰液外观性状出现改变。

（4）怀疑分枝杆菌感染者，应连续收集 3 天清晨痰液送检。

3. 采集痰标本流程

（1）自然咳痰法与小儿取痰法（无法自主咳痰者）

1）用物准备：无菌容器（盒）、生理盐水（250 mL 或 500 mL）、化验单。

2）核对患儿姓名及出生日期等。

3）无法自主咳痰者用压舌板压舌，将无菌拭子探入咽部，压舌板刺激引起咳嗽，喷出的肺或气管分泌物沾在拭子上。

4）如有可能，应在医护人员直视下留取清晨第二口痰。嘱咐患儿留取前摘去牙托，清洁口腔，如刷牙后反复用生理盐水漱口；深吸气后用力自气管深部咳出痰液，置无菌容器内。应尽可能防止唾液及鼻咽部分泌物混入样品，不应用纸巾包裹痰液。

（2）支气管镜法

鼻或口腔插入支气管镜。常用采集方法有经支气管镜吸引、支气管肺泡灌洗、防污染毛刷采样或防污染支气管肺泡灌洗等。

（3）负压吸引法

1）用物准备：负压吸引器、生理盐水、一次性吸痰管、无菌手套，无菌容器（试管）、化验单。

2）核对患儿姓名及出生日期等。

3）将患儿头部转向操作者一侧。

4）进行手卫生后将一次性吸痰管末端拆开，连接吸引器，调节吸引器至适宜负压（成人：40.0～53.3 kPa；小儿：＜40.0 kPa）。

5）将一次性吸痰管外包装去除，戴手套持吸痰管试吸生理盐水，检查管道是否通畅。

6）折叠一次性吸痰管末端，插入口腔或鼻腔或人工气道至适宜深度，放开吸痰管末端，轻柔、灵活、迅速地左右旋转上提吸痰管吸痰。见吸痰管内有痰液吸出，即折叠一次性吸痰管退出，将一次性吸痰管与吸引器分离（使用人工呼吸机者，一次吸痰时间不超过15 s，吸痰前后需吸入高浓度氧气1～2 min）。

7）将痰液注入无菌容器（试管）内，如痰液黏稠可用一次性针筒向吸痰管末端注入少量生理盐水，将痰液冲入无菌容器（试管）内。

（三）尿液标本采集和运送标准操作规程

1. 尿液标本指征：长期留置导尿管患儿进行尿液培养，流行病学调查，检测泌尿系统数据，了解人体各项指标。

2. 采集时机：宜为抗菌药物使用之前的清晨第一次尿液。

3. 采集尿液标本流程

（1）清洁中段尿

1）女性患儿：采样前用肥皂水或0.1%高锰酸钾溶液等冲洗外阴，用手指分开阴唇，弃其前段尿，不终止排尿，留取中段尿10～20 mL于无菌容器内。

2）男性患儿：采样前用肥皂水或0.05%～0.1%的聚维酮碘溶液等消毒液清洗尿道口，擦干后上翻包皮，弃其前段尿，不终止排尿，留取中段尿10～20 mL于无菌容器内。

（2）导尿管尿

1）直接导尿法：使用0.05%～0.1%的聚维酮碘溶液等消毒剂消毒会阴局部，用导尿管直接经尿道插入膀胱，先弃去其前段尿液约15 mL，再留取中段尿液10～20 mL于无菌容器内。

2）留置导尿管法：医院内尿路感染中，临床最常用此法。采集前先夹住导尿管，采集时则松管弃其前段尿液，使用0.25%～0.5%的聚维酮碘溶液等消毒剂消毒导尿管的采样部位，使用无菌注射器斜刺入导尿管（从采样口或靠近尿道的导尿管管壁）抽取10～20 mL尿液于无菌容器内。

3）回肠造口导尿管法：摘除导管，弃去里面的尿液，先用0.05%～0.1%的聚维酮碘溶液等消毒剂消毒吻合口，再将导尿管插入到清洁的吻合口，直至筋膜的深部采集10～20 mL尿液于无菌容器内。

（3）小儿收集包

对于无自控能力的小儿可应用收集包采集尿液，这种装置由于很难避免会阴部菌群污染产生假阳性，所以只有在检验结果为阴性时才有意义。如果检验结果为阳性，应结合临床进行分析，必要时可使用耻骨上膀胱穿刺或导尿法留取尿液进行复检。

4. 注意事项

（1）不应从集尿袋中采集尿液。

（2）尿液中不应加防腐剂或消毒剂。

（3）若尿液培养前患儿曾使用抗菌药物，应反复多次送检。

（4）多次采集或24 h尿不应用于尿液培养。

（5）除非进行流行病学调查，不应对长期留置导尿管患儿常规进行尿液培养。

培养结果应结合临床表现、菌落计数以及微生物种类等，进行综合判断。

（四）粪便标本采集法

1. 粪便标本采集指征：检查寄生虫及虫卵，大便培养、隐血试验、检查各种病毒。

2. 采集时机：全天任何时间。

3. 采集粪便标本流程

（1）常规粪标本采集：用棉签取较中央的粪便或脓血黏液部分少许于集便盒内（尿布裤上的粪便不宜使用）。

（2）培养粪标本采集：解大便之前用消毒液冲洗肛门，用无菌棉签取粪便中央处置于培养皿中，盖好盖子。如患儿无便意时可用无菌棉签蘸取等渗盐水，由肛门插入6～7 cm，轻轻转动棉签取出粪便少许，插入培养试管中送检。

（3）寄生虫及虫卵标本采集：如查阿米巴原虫，便盆需要先加温，因阿米巴原虫在低温下失去活力难以找到，便后连同便盆立即送检；查绦虫时需多次收集粪便，查找绦虫头；查虫卵则需取大便的黏液脓血部分；查蛲虫虫卵，需在患儿清晨起床前用特制的肛门拭子轻擦肛周皱褶处，放入置有温盐水的试管中立即送检。

4. 标本运送：标本采集后应及时送检并接种,室温下保存时间不应超过2 h(夏季保存时间应适当缩短或冷藏保存)。如果不能及时运送或接种,应4℃冷藏,但保存时间也不应超过8 h。

5. 注意事项

(1)采集培养标本应取未接触便盆的大便,注意无菌操作,以免因污染而影响培养效果。

(2)若留取的标本做隐血试验,则嘱患儿在检查前3天禁食肉、肝、肉类食物、含大量叶绿素的食物和含铁剂的药物。

(3)如留取寄生虫或虫卵粪标本时,当服用驱虫剂或做血吸虫孵化检查,需留取全部粪便送检。

第二节　病毒性疾病

一、麻疹

麻疹是由麻疹病毒引起的一种急性传染病。本病传染性强,易造成流行,儿童为主要易感人群,病后大多可获得终身免疫。

(一) 临床表现

在麻疹疫苗推广以前,麻疹的临床表现大多数有典型症状,但近年来轻型病例明显增多。

1. 典型麻疹

(1)潜伏期：一般为6~18天,平均为10天左右。潜伏期末可有低热、全身不适。

（2）前驱期（出疹前期）：从发热至出疹3～4天。主要表现为：① 上呼吸道炎症：发热、畏光、结膜充血、流泪、流涕、喷嚏、咳嗽等症状。② 麻疹黏膜斑：一般在出疹前1～2天于第二磨牙相对的颊黏膜上出现，直径为0.5～1.0 mm的细砂样灰白色小点，周围有红晕，后期迅速增多，互相融合，可累及整个颊黏膜及唇部黏膜，于出疹后1～2天迅速消失，此征有早期诊断价值。③ 非特异症状，如全身不适、精神萎靡、食欲减退、呕吐、腹泻等。偶见皮肤荨麻疹、猩红热样皮疹，在出现典型皮疹时消退。

（3）出疹期：一般为3～5天，多在发热3～4天后出现。皮疹先出现于耳后、发际，渐及额、面、颈部，自上而下蔓延至躯干、四肢，最后达手掌与足底则皮疹出齐。皮疹初为红色斑丘疹，以后逐渐融合成片，色加深呈暗红。皮疹痒，疹间皮肤正常。全身中毒症状加重，体温可突然高达40～40.5℃，咳嗽加剧，伴嗜睡或烦躁不安，重者有谵妄、抽搐等。此期肺部可闻及少量干、湿性啰音。

（4）恢复期：一般为3～5天。若无并发症发生，出疹3～4天后皮疹按出疹顺序开始消退。随着皮疹隐退，体温逐渐降至正常，全身症状改善。疹退后皮肤有棕色色素沉着伴糠麸样脱屑，一般7～10天痊愈。

2. 非典型麻疹

（1）轻型麻疹：主要见于体内尚有一部分免疫力者，如潜伏期内接受过丙种球蛋白或出生8个月以内尚有母亲被动抗体的婴儿。症状轻，麻疹黏膜斑不典型或不出现，无并发症。

（2）重型麻疹：多见于营养不良、免疫力低下或继发细菌感染者。发热高达40℃以上，中毒症状重，部分患儿疹出不透、色暗淡，或皮疹骤退、四肢冰冷、血压下降等循环衰竭表现。此型临床不多见,但病死率高。

(3)异型麻疹:主要见于接种过麻疹减毒活疫苗而再次感染者。患儿持续高热、乏力、肌痛、头痛或伴四肢水肿,皮疹不典型,易发生肺炎。

(4)无皮疹性麻疹:多见于应用免疫抑制剂者。全病程无皮疹,无麻疹黏膜斑,呼吸道症状可有可无,可轻可重。

3. 常见并发症:肺炎、喉炎、心肌炎、麻疹脑炎等。

(二)病情评估

1. 健康史

(1)一般情况:询问患儿的年龄,有无麻疹的接触史及接触方式,有无接种麻疹减毒活疫苗及接种时间等。

(2)营养状况:进行初步营养评估,注意患儿的饮食习惯,是否存在营养不良等。

(3)既往史:既往健康状况,近期有无患其他急性传染病等。

2. 身体状况

(1)生命体征:监测体温、脉搏、呼吸、血压等,了解体温增高的程度、热型,有无气促、心率增快。

(2)皮疹特征:包括皮疹出现的顺序、性质、颜色及疹间皮肤是否正常,发热与皮疹的关系;出疹前有无发热、咳嗽、喷嚏、畏光、流泪及口腔黏膜改变等。

(3)其他症状:评估有无神志、情绪等改变,是否有肺炎、喉炎、脑炎等并发症表现。

(4)辅助检查:血常规、血清学检查等;有无检测到麻疹病毒特异性IgM抗体,或分离出麻疹病毒。

3. 心理—社会状况

(1)患儿及其家长对疾病的心理反应及应对方式,对疾病的防治是否有积极的态度。

（2）患儿家庭的居住环境、卫生习惯等，家庭及社区对疾病的认知程度、防治态度。

（三）护理问题

1. 体温过高：与病毒血症、继发感染有关。

2. 皮肤完整性受损：与麻疹病毒引起的皮疹有关。

3. 营养失调（低于机体需要量）：与食欲下降、高热消耗增加有关。

4. 有感染传播的危险：与麻疹病毒可经呼吸道或直接接触传播有关。

5. 潜在并发症：肺炎、喉炎、脑炎等。

（四）护理目标

1. 患儿体温在疹退后降至正常。

2. 患儿皮疹消退，皮肤完整、无感染。

3. 患儿住院期间能得到充足的营养。

4. 家长及患儿掌握疾病防治基本知识，密切接触患儿人群无发生感染或得到及时隔离。

5. 患儿不发生并发症或并发症得到及时发现和处理。

（五）护理措施

1. 一般护理

（1）消毒隔离实行呼吸道隔离至出疹后5天，有并发症患儿应住院隔离治疗，隔离期延长至出疹后10天，对患儿的分泌物及污染的物品要随时消毒，麻疹病毒在外界的生活力不强，对阳光及一般消毒剂敏感，紫外线能很快灭活病毒。

（2）休息：建议卧床休息至皮疹消退，体温正常。病室保持良好通风，空气清新，温湿度适宜；光线柔和，避免眼部刺激；衣被清洁柔软合适，及时换洗。

（3）饮食：给予清淡、易消化、营养丰富的流质或半流质饮食，鼓励患儿多饮水，特别是出疹前期及出疹期，以利退热、透疹。避免食用刺激性食物及鱼虾等海产品。

2. 病情观察

严密观察患儿的生命体征、神志、皮疹出疹等变化，避免并发症的发生。如患儿体温过高或下降后又升高，呼吸困难，躁动不安，发绀等；皮疹出疹过程不顺利，出现不出疹或先后无序、分布不均匀等，均提示有并发症的可能，需向医生报告，及时处理。

3. 对症护理

（1）高热护理：处理高热需兼顾透疹，不宜用药物及物理方法强行降温，尤其禁用冷敷及乙醇擦浴，以免皮肤血管收缩、末梢循环障碍，使皮疹不易透发或突然隐退。当体温升至40℃以上，可用小剂量退热药使体温稍降以免惊厥。

（2）皮肤黏膜护理：① 皮肤：待皮疹出齐后，在保暖情况下温水擦浴，勤换内衣，剪短指甲，避免患儿抓伤皮肤引起继发感染。② 口、眼、耳、鼻部护理：每日用生理盐水或漱口水洗漱口腔，用生理盐水清洗双眼2～3次，再滴入抗生素眼药水或涂抗生素眼膏，避免眼泪及呕吐物流入耳道引起中耳炎，鼻腔分泌物多时用生理盐水湿润棉签轻拭保持通畅。

4. 心理护理

了解患儿家属的心理需求，根据其心理需求采取讲解、图片等措施消除焦虑。

5. 健康教育

（1）告知家长麻疹的主要临床表现、治疗过程、常见并发症和预后，了解此病传染性强，认识隔离的重要性，积极配合治疗。

（2）指导家长居家应开窗通风，被褥暴晒，室内物品消毒，注意生活卫生，防止继发感染。

（3）预防接种：① 主动免疫：我国计划免疫定于8个月初种，7岁时复种1次，疫苗接种后反应轻微，少数可有低热，个别有高热或出现稀疏皮疹。强化婚前育龄妇女麻疹疫苗接种，使婴儿获得有效抗体，减少小月龄婴儿麻疹的发病。② 被动免疫：麻疹流行期间，对没有接种过疫苗的年幼体弱的易感儿及患有其他疾病的小儿，在接触患儿5天内进行被动免疫可防止发病及减轻病情，目前常用注射人血丙种免疫球蛋白。

二、水痘及带状疱疹

水痘及带状疱疹是由水痘—带状疱疹病毒所引起的两种不同表现的疾病。初次感染表现为水痘，是婴幼儿常见的呼吸道传染病，一般预后良好。水痘愈合后，病毒能在宿主的脊髓感觉神经节潜伏，经再次激活后则表现为带状疱疹，多发生在成年人。

（一）临床表现

1. 水痘：为自限性疾病，一般在7～10天自愈，儿童患者症状轻。

（1）水痘的潜伏期一般2周左右，前驱期1～2天，表现为部分患儿有全身乏力、低热、咽痛、头痛等症状。随后出现皮疹,亦有部分患儿发热、皮疹同时出现,皮疹特点:① 呈向心性分布,首发于头、面、躯干,继而扩展至四肢,肢端稀少。② 皮疹分批出现,大部分皮疹呈小红斑丘疹—疱疹—结痂—脱痂顺序发展,疾病高峰期可见各期皮疹同时存在,但最后一批皮疹常在斑疹、丘疹阶段直接消退。典型疱疹为清亮透明、椭圆水疱,周围有红晕,约24 h后水疱变浑浊并呈中间凹陷,壁薄易破,2～3天结痂。数日后皮痂干燥脱落,脱痂后不留瘢痕。因伴有明显瘙痒,搔抓或污染而致继发性感染者,可能留下轻微凹痕。③ 黏膜皮疹可出现在鼻腔、眼结膜、生殖器等处,易形成溃疡。

(2)妊娠妇女感染水痘对胎儿威胁较大,孕12周内感染常导致先天畸形,产前4～5天感染可导致新生儿水痘或先天水痘综合征,新生儿水痘通常症状较重,病死率较高。先天性水痘综合征表现主要为出生体重低、瘢痕性皮肤病变、视神经萎缩、白内障、智力低下、肢体萎缩等,且易继发细菌感染。

(3)并发症:最常见为皮肤感染,甚至由此导致败血症等。水痘肺炎主要见于免疫缺陷病患儿和新生儿;神经系统并发症可见水痘后脑炎、面神经瘫痪、Reye综合征等;少数患儿可发生心肌炎、肝炎。

2. 带状疱疹

(1)带状疱疹无明确的潜伏期,可在水痘痊愈后多年发生,出疹前数天可有局部皮肤瘙痒、针刺感、感觉过敏等,部分患儿出现低热、全身不适。1～3天后出现红色丘疹,成簇分布而不融合,继而变成水疱疹。成批发生,疹间皮肤正常,当水疱结痂脱落后留有暂时性的淡红斑或色素沉着。皮疹沿周围神经成带状排列,多见于身体一侧,故称带状疱疹。好发部位依次是肋间神经、颈神经、三叉神经和腰骶神经支配区域。

（2）病毒侵犯三叉神经眼支可致眼带状疱疹，疼痛剧烈，可累及角膜形成角膜炎、结膜炎，重者角膜溃疡可致失明。病毒侵犯面神经及听神经可致耳带状疱疹，表现为外耳道或鼓膜疱疹。膝状神经节受累同时侵犯面神经的运动和感觉神经纤维时，可出现面瘫、耳痛及外耳道疱疹三联征，称为Ramsay-Hunt综合征。免疫力低下者还可出现播散性带状疱疹。

（3）并发症：带状疱疹脑炎、带状疱疹肺炎、肝炎，症状与水痘并发症相似。

（二）病情评估

1. 健康史

（1）一般情况：询问患儿的年龄、性别、居住地等，是否与水痘患儿有密切接触。

（2）营养状况：进行初步营养评估，注意患儿的饮食习惯，是否存在营养不良等。

（3）既往史：既往健康状况，预防接种史，近期有无患其他急性传染病等。

2. 身体状况

（1）生命体征：监测体温、脉搏、呼吸、血压等，患儿常为急性起病，伴有低中度发热、头痛、咳嗽、食欲减退等症状。

（2）皮疹特征：水痘患儿皮疹于发热数小时后出现，一般先见于四肢及躯干部，头部、躯干部密集而四肢皮疹散在，呈向心性分布。

（3）其他症状：评估有头疼、恶心、呕吐、意识障碍等改变，是否有肺炎、肝炎、脑炎等并发症表现。

（4）辅助检查：血常规、血清学检测、病毒分离等检查。

3. 心理—社会状况

（1）患儿及其家长对疾病的心理反应及应对方式，对疾病的防治是否有积极的态度。

（2）患儿家庭的居住环境、卫生习惯等，家庭及社区对疾病的认知程度、防治态度。

（三）护理问题

1. 体温过高：与病毒血症、继发感染有关。

2. 皮肤完整性受损：与水痘—带状疱疹病毒引起的皮疹及继发感染有关。

3. 营养失调（低于机体需要量）：与食欲下降、高热消耗增加有关。

4. 有感染传播的危险：与水痘—带状疱疹病毒可经呼吸道或直接接触传播有关。

5. 潜在并发症：肺炎、肝炎、脑炎等。

（四）护理目标

1. 患儿体温降至正常。

2. 患儿皮疹结痂、脱落，皮肤无感染。

3. 患儿住院期间能得到充足的营养。

4. 家长及患儿掌握疾病防治基本知识，密切接触患儿人群无发生感染或得到及时隔离。

5. 患儿不发生并发症或并发症得到及时发现和处理。

（五）护理措施

1. 一般护理

（1）消毒隔离：在标准预防的基础上实施接触隔离与

飞沫隔离。隔离至患儿皮疹全部结痂为止。

（2）休息：注意休息，病室保持良好通风，空气清新，温、湿度适宜；衣被应清洁、柔软、舒适并及时换洗。

（3）饮食：给予清淡、易消化、营养丰富的饮食，鼓励患儿多饮水。

2. 病情观察

严密观察患儿的生命体征、皮疹等变化。观察患儿是否有咳嗽、胸痛、呼吸困难等肺炎症状，是否有头痛、呕吐、意识障碍等脑炎症状，防止并发症的发生。

3. 对症护理

（1）发热护理：患儿中低热时嘱多饮水，卧床休息，不宜药物降温，高热可口服退热药，但儿童禁用阿司匹林类药，以免发生 Reye 综合征。

（2）皮肤黏膜护理：衣服选择柔软宽大，勤换内衣；剪短指甲，小婴儿戴手套，避免抓破皮疹，引起继发感染；保持皮肤清洁干燥，禁用肥皂水、乙醇擦拭；皮肤瘙痒者，在疱疹未破溃处涂炉甘石洗剂或 5% 碳酸氢钠溶液，疱疹破溃、有继发感染者，局部用抗生素软膏，遵医嘱口服抗生素。

4. 心理护理

了解患儿家属的心理需求，根据其心理需求采取讲解、图片等措施消除焦虑。

5. 健康教育

（1）告知家长水痘—带状疱疹的主要临床表现、治疗过程、常见并发症和预后，了解此病传染性强，认识隔离的重要性，积极配合治疗。

（2）指导家长居家隔离应至皮疹全部结痂，避免与健康患儿接触。房间应开窗通风，被褥暴晒。室内物品消毒，注意生活卫生,防止继发感染。

（3）预防接种：易感儿童可注射水痘减毒活疫苗,抗体可维持10年以上。

三、流行性感冒

流行性感冒简称流感,是由流感病毒引起的急性呼吸道传染病,具有潜伏期短、传染性强,传播迅速的特点,所以极易发生流行,甚至大流行。

（一）临床表现

流感潜伏期1～3天,最短数小时。根据临床表现分以下几种类型。

1. 单纯型流感：急性起病,体温39～40℃,一般持续2～3天；全身中毒症状重,如乏力、头痛、肌痛、全身不适；持续时间长,体温正常后乏力等症状可持续1～2周,呼吸道症状轻微,可有流涕、鼻塞、干咳等。

2. 肺炎型流感：主要发生于婴幼儿及年老体弱者。典型流行性感冒1～2天后病情加重,高热不退,剧咳,咳黏痰或血痰,呼吸急促、发绀,可伴发心力衰竭。痰液中可分离出流感病毒。抗生素治疗无效,多在1～2周因呼吸、循环衰竭而死亡,病死率高。

3. 中毒型流感：极为少见,以中枢神经系统及心血管系统损害为特征。表现为高热不退,循环障碍、血压下降、休克、弥散性血管内凝血（disseminated or diffuse intravsscular coagulation, DIC）及谵妄、惊厥、脑膜刺激征等严重症状,病死率高。

4. 胃肠型流感：少见,以吐、泻为主要临床表现。

5. 并发症：继发性细菌性肺炎、病毒细菌混合性肺炎、支气管炎、心肌炎、心包炎等。

（二）病情评估

1. 健康史

（1）一般情况：询问患儿长居环境与密切接触者身体情况。

（2）营养状况：进行初步营养评估，注意患儿的饮食习惯，是否存在营养不良等。

（3）既往史：既往健康状况，近期有无患其他急性传染病等。

2. 身体状况

（1）生命体征：监测体温、脉搏、呼吸、血压等，了解体温增高的程度、热型，有无气促、心率增快。

（2）其他症状：评估患儿痰色、痰量变化，是否有细菌性肺炎并发症表现。

（3）辅助检查：血常规、血清学检查、病原学检查。

3. 心理—社会状况

（1）患儿及其家长对疾病的心理反应及应对方式，对疾病的防治是否有积极的态度。

（2）患儿家庭的居住环境、卫生习惯等，家庭及社区对疾病的认知程度、防治态度。

（三）护理问题

1. 体温过高：与流感病毒感染有关。

2. 疲乏、疼痛：与病毒感染或继发细菌感染所致的全身中毒症状有关。

3. 气体交换受损：与肺部炎症使有效呼吸面积减少，

导致通气、换气功能障碍有关。

4. 有传播感染的危险：与病原体排出有关。

5. 潜在并发症：支气管炎及肺炎。

（四）护理目标

1. 患儿体温恢复正常。

2. 身体不适感减轻或消除，身心舒适，活动正常。

3. 呼吸系统症状消失，气道通畅，呼吸平稳，呼吸恢复正常。

4. 患儿家属掌握呼吸道隔离措施，未发生传播。

5. 患儿不发生并发症或并发症得到及时发现和处理。

（五）护理措施

1. 一般护理

（1）消毒隔离：在标准预防的基础上实施飞沫隔离。

（2）休息：重者卧床休息，病室保持良好通风，空气清新，阳光充足，温湿度适宜。

（3）饮食：给予清淡、易消化、营养丰富的饮食，鼓励患儿多饮水。

2. 病情观察

严密观察病情变化，监测生命体征，定时观察有无高热不退、呼吸急促、发绀、血氧饱和度下降；呼吸困难时给予吸氧；观察有无咳嗽、咳痰；咳嗽的特点和痰液的性状及量。注意维护心血管功能，中毒症状明显要报告医师，遵医嘱给予进一步处理。

3. 对症护理

（1）高热护理：体温>38.5℃者应行降温处理，可用物理降温和药物降温，出汗较多时，及时更换衣裤及被服，以免着凉。降温时应注意：① 避免长时间冷敷同一部位，以防局部冻伤；② 儿童避免应用阿司匹林等水杨酸类药物退热，以免引起Reye综合征。

（2）疼痛护理：协助患儿取舒适的体位，播放音乐、视频等分散注意力。

（3）保持呼吸道通畅：指导患儿进行有效咳嗽，痰液黏稠时给予祛痰药、雾化吸入、叩背等方法及时排出呼吸道分泌物，必要时吸痰。协助患儿取半卧位或坐位，给予吸氧，缓解呼吸。

4. 心理护理

了解患儿家属的心理需求，针对患儿的心理变化采用交谈、倾听、支持等方法，及时解除患儿的心理负担，以解除焦虑、紧张情绪，增强患儿战胜疾病的信心。

5. 健康教育

（1）告知家长流感的主要临床表现、治疗过程、常见并发症和预后，了解此病传播方式，认识隔离的重要性，积极配合治疗。

（2）指导家长居家应开窗通风，被褥暴晒，室内物品消毒，注意生活卫生，防止继发感染。流行期间少去公共场所，如外出须戴口罩，减少传播机会。

（3）预防接种：接种疫苗是预防流感的基本措施，无流感疫苗禁忌证的，应每年按时接种流感疫苗。

四、流行性腮腺炎

流行性腮腺炎是由腮腺炎病毒引起的急性呼吸道传染病，本病为自限性疾病，冬春多见，以5～15岁患儿多见，一次感染可获得终身免疫。

（一）临床表现

1. 流行性腮腺炎潜伏期14～25天，平均18天。部分患儿有发热、头痛、乏力、食欲减退等前驱症状，儿童大多不明显。发病1～2天后腮腺逐渐肿大、疼痛，常为首发体征和症状。体温升高可达40℃以上，腮腺肿大常先见于一侧，2～4天后累及对侧，位于下颌骨后方和乳突之间，以耳垂为中心，向前、后、下发展；边缘不清，表面发热但多不红，触之有弹性感并有触痛。腮腺管口早期常有红肿，按压无胶性分泌物。因腮腺导管阻塞，当咀嚼或进食酸性食物时可促使唾液分泌增加，疼痛加剧。腮腺肿大2～3天达高峰，持续4～5天或以后逐渐消退。颌下腺或舌下腺可以单独或同时受累。颌下腺肿大时，下颌处明显肿胀，可触及椭圆形腺体。舌下腺肿大时，可见舌下、颈前及下颌部肿胀，并出现吞咽困难。

2. 并发症

（1）脑膜炎和脑炎：为儿童期常见并发症。常在腮腺炎高峰时出现，表现发热、头痛、呕吐、颈项强直等。预后良好，多无后遗症，少数可致耳聋、阻塞性脑积水等并发症。

（2）睾丸炎：青少年男性常见并发症，多为单侧，表现睾丸局部明显疼痛和压痛，阴囊水肿，大部分有严重的全身反应。

（3）卵巢炎：5%～7%的青春期后女孩可并发卵巢炎，主诉卵巢区疼痛，症状轻。

（4）其他：胰腺炎、心肌炎、关节炎等。

（二）病情评估

1. 健康史

（1）一般情况：询问患儿有无腮腺炎接触史。

（2）营养状况：进行初步营养评估，注意患儿的饮食习惯，是否存在营养不良等。

（3）既往史：既往健康状况，疫苗接种史等。

2. 身体状况

（1）评估患儿有无前驱症状，评估患儿腮腺肿大情况、颌下腺和舌下腺情况。

（2）其他症状：评估患儿有无头痛、嗜睡、脑膜刺激征等脑炎症状，男患儿有无睾丸不适症状，女患儿有无下腹疼痛症状，预防并发症发生。

（3）辅助检查：血常规、血清学检查、病原学检查。

3. 心理—社会状况

（1）患儿及其家长对疾病的心理反应及应对方式，对疾病的防治是否有积极的态度。

（2）患儿家庭的居住环境、卫生习惯等，家庭及社区对疾病的认知程度、防治态度。

（三）护理问题

1. 疼痛：与腮腺非化脓性炎症有关。

2. 体温过高：与病毒感染有关。

3. 有感染传播的危险：与腮腺炎病毒可经呼吸道或直接接触传播有关。

4. 潜在并发症：脑膜炎、睾丸炎、胰腺炎等。

（四）护理目标

1. 患儿的疼痛减轻、局部肿胀减轻。

2. 患儿体温保持在正常范围。

3. 严格执行隔离措施，没有造成感染扩大。

4. 患儿不发生并发症或并发症得到及时发现和处理。

（五）护理措施

1. 一般护理

（1）消毒隔离：在标准预防的基础上实施飞沫隔离。

（2）休息：急性期应卧床休息，并保持室内安静、环境整洁、空气清新、温度适宜。

（3）饮食：多饮水，保持口腔清洁。给予营养丰富的流质、半流质饮食或软食，避免摄入酸、硬、辣等刺激性食物，以免加剧腮腺的疼痛。

2. 病情观察

严密观察病情变化，监测生命体征，观察腮腺肿胀疼痛的表现及程度，注意有无脑膜炎、脑炎、睾丸炎等临床征象，及时治疗。

3. 对症护理

（1）发热护理：体温＞38.5℃者降温效果不好时遵医嘱药物降温，可给小剂量激素。出汗较多时，及时更换衣裤及被服，以免受凉。降温后及时观察降温效果，并做好记录。

（2）疼痛护理：① 腮腺肿痛：保持口腔清洁，用温盐水漱口，患处局部冷敷，亦可用中药湿敷；② 头痛时可将床头抬高30°，限制头部活动，有利于头部静脉回流，必要时遵医嘱应用脱水药，降低颅内压。③ 睾丸胀痛可用棉花垫和丁字带托起，疼痛较重时可在阴囊处间隙冷敷。④ 剧烈腹痛时可暂禁食水。

4. 心理护理

了解患儿家属的心理需求，积极与患儿及家属沟通，以解除焦虑、紧张情绪，增强患儿战胜疾病的信心。

5. 健康教育

（1）告知家长流行性腮腺炎的主要临床表现、治疗过程、常见并发症和预后，了解此病传播方式，认识隔离的重要性，积极配合治疗。

（2）指导家长居家隔离至腮腺肿大完全消退，禁止患儿在腮腺肿胀期间去公共场所，卧室开窗通风，被褥暴晒，室内物品消毒，注意生活卫生，防止继发感染。

（3）预防接种：积极接种腮腺炎减毒活疫苗，进行主动预防。

五、流行性乙型脑炎

流行性乙型脑炎简称乙脑，是由乙型脑炎病毒引起的以脑实质炎症为主要病变的急性中枢神经系统传染病。蚊虫为主要传播媒介，流行于夏秋季，多发生于儿童。

（一）临床表现

1. 分期：乙脑潜伏期4～21天，一般为10～14天。根据临床表现分以下4期。

（1）初期：一般1～3天。起病急，患儿有发热、寒战，伴头痛、恶心、呕吐等呼吸道和消化道症状，部分有嗜睡和神情倦怠。

（2）极期：病程第3～10天，主要表现为脑实质受损症状。

1）高热：体温高达40℃以上，持续7～10天，重者可达数周。热度越高，热程越长则病情越重，是乙脑必有的症状。

2）意识障碍：主要表现为不同程度的意识障碍，如嗜睡、昏睡、谵妄或昏迷等，持续1周左右。嗜睡常为乙脑早期的特异性表现，昏迷发生越早、程度越深、时间越长，则病情越重。

3）惊厥或抽搐：由于脑部病变部位与程度不同，可表现轻度的手、足、面部抽搐或惊厥，也可为全身性阵发性抽搐或全身强直性痉挛，持续数分钟至数十分钟，均伴有意识障碍，是乙脑严重症状之一。

4）呼吸衰竭：多发生于重症病例。主要由于脑实质炎症、脑水肿、颅内压增高、脑痛和低血钠而引起中枢性呼吸衰竭所致，表现为呼吸表浅，节律不整、双吸气、叹息样呼吸、呼吸暂停、潮式呼吸以致呼吸停止。高热、抽搐及呼吸衰竭是乙脑急性期的三联症，常互为因果，相互影响，加重病情。

5）颅内高压和脑膜刺激征：颅内压增高表现为剧烈头痛、喷射性呕吐、血压升高和脉搏变缓；较大儿童及成年人均有不同程度的脑膜刺激征（颈项强直、克氏征阳性、布氏征阳性），婴幼儿常有前囟隆起，严重者可发展为脑疝。

6）其他神经系统症状和体征。多在病程10天内出现，主要有浅反射减弱、消失；深反射先亢进后消失；肢体痉挛性瘫痪、肌张力增强，巴宾斯基征等阳性；根据其病变损害部位不同，出现失语、眼球震颤、听觉障碍、大小便失禁和尿潴留等症状。

（3）恢复期：一般2周左右，出现体温逐渐下降，生命体征平稳，神经、精神症状好转，部分重症患儿恢复较慢，需1～6个月才能逐渐恢复。

（4）后遗症期：虽经积极治疗，少数患儿在发病6个月后仍留有神经、精神症状，称为后遗症。主要表现为意识障碍、痴呆、失语、肢体瘫痪以及精神失常等。

（5）并发症：肺部感染最常见，其次为肺不张、菌群失调、尿路感染、电解质紊乱、压疮，近年来，儿童常见角膜炎、口腔炎。

2. 分型：根据病情轻重可分四型

（1）轻型：体温在39℃以下，多数在1周内恢复，神志始终清醒。

（2）普通型：体温在39～40℃，病程约10天，有意识障碍如昏睡或浅昏迷，一般无后遗症。

（3）重型：体温持续在40℃以上，神志昏迷，反复惊厥，颅内压增高，脑膜刺激征明显。病程10～14天，多留有后遗症。

（4）极重型：体温迅速上升，在1～2天升至40℃以上，伴有反复或持续强烈抽搐，出现深昏迷，有瞳孔变化、脑疝和中枢性呼吸衰竭等表现，如不及时抢救，常因呼吸衰竭而死亡。幸存者都有严重后遗症。

（二）病情评估

1. 健康史

（1）一般情况：询问患儿居住地与生活环境，了解是否有蚊虫叮咬。

（2）营养状况：进行初步营养评估，注意患儿的饮食习惯，是否存在营养不良等。

（3）既往史：既往健康状况，近期有无患其他急性传染病，预防接种史等。

2. 身体状况

（1）评估起病时间，发热特点。

（2）评估有无脑实质损伤症状：评估患儿是否有持续高热、意识障碍程度、是否有惊厥或抽搐表现、是否有呼吸衰竭。

（3）辅助检查：血常规、血清学检查、脑脊液检查。

3. 心理—社会状况

（1）患儿及其家长对疾病的心理反应及应对方式，对疾病的防治是否有积极的态度。

（2）患儿家庭经济状况和社会支持情况。

（三）护理问题

1. 体温过高：与乙脑病毒感染有关。

2. 意识障碍：与中枢神经系统损伤有关。

3. 有窒息与受伤的危险：与惊厥、抽搐有关。

4. 气体交换受损：与呼吸衰竭有关。

5. 有皮肤完整性受损的危险：与长期昏迷卧床有关。

6. 潜在并发症：肺炎、脑疝、呼吸衰竭等。

（四）护理目标

1. 患儿体温恢复正常。

2. 患儿神志清楚，情绪稳定。

3. 患儿气道保持通畅，呼吸平稳。

4. 患儿皮肤完整，无继发感染。

5. 患儿不发生并发症或并发症得到及时发现和处理。

（五）护理措施

1. 一般护理

（1）消毒隔离：本病为虫媒传播，采用虫媒隔离。将患儿安置于经彻底灭蚊并有防蚊设备的房间内，隔离患儿至体温正常。

（2）休息：绝对卧床休息。昏迷患儿应取头高足低位，呈15°～30°，头偏向一侧，待病情好转后可酌情采取侧卧位，防止脑疝发生。病室保持良好通风，空气清新，阳光充足,温湿度适宜,保持安静。

（3）饮食：按不同病期给予不同饮食,保证营养和热量需要。早期鼓励患儿多进食清淡流质饮食；进食困难者鼻饲或遵医嘱静脉滴注高营养制品,以保证其水分和热量需要,注意补钾；恢复期指导患儿选择优质高蛋白饮食,鼓励家属给患儿爱吃的食品,使患儿随时能得到想吃的食物。

2. 病情观察

（1）严密监测生命体征,密切观察体温的变化、呼吸节律和速率、深度的变化。

（2）观察意识障碍是否加重,有无烦躁不安。

（3）观察有无惊厥发作先兆,如烦躁不安、两眼呆视、口角抽动、肌张力增高等。

（4）观察有无颅内压增高和脑疝的先兆,监测血压、脉搏、瞳孔的改变,如发现血压升高、脉搏先快后慢、瞳孔忽大忽小或两侧不等大、对光反应消失以及呼吸节律、速率、深度发生改变时,应立即报告医师,并做好抢救准备。

（5）准确记录24 h出入量。

（6）注意观察有无肺部感染、尿路感染及压疮等并发症。

3. 对症护理

（1）高热护理：密切观察和记录体温,物理降温及化学降温同时进行,及时采取乙醇擦浴、头部冰帽、体表大血管处冰袋冷敷及冷盐水灌肠等物理降温措施,同时降低室温；遵医嘱给予药物降温或亚冬眠疗法。降温过程中注意观察脉搏、呼吸、血压。患儿出汗多时及时更换被褥衣服,保持皮肤清洁干燥。

（2）惊厥或抽搐

1）及时去除病因和镇静止痉。高热惊厥者以降温为主；呼吸道分泌物阻塞导致缺氧所致惊厥者，应及时吸痰、保持呼吸道通畅，必要时做气管切开；脑水肿或头痛者，应立即采用脱水药治疗；脑实质炎症引起的抽搐使用镇静药物，常首选地西泮，应用时必须严格掌握药物剂量及用药间隔时间，并注意观察患儿呼吸和意识状态。

2）及时发现惊厥的先兆表现，一旦出现惊厥和抽搐时，应立刻报告医师，并将患儿置于仰卧位头偏向一侧，松解衣服和领口，清除口鼻分泌物；用缠有纱布的压舌板或开口器置于患儿上下臼齿之间，防舌咬伤，必要时用舌钳拉出舌头，以防舌后坠阻塞呼吸道。

3）保持病房安静，集中护理操作，减少刺激。

4）使用床挡或约束带，防止坠床等意外发生。

（3）呼吸衰竭

1）保持呼吸道通畅，呼吸道分泌物多时，及时予以吸痰、给氧。

2）遵医嘱使用呼吸兴奋药、脱水药等，使用呼吸兴奋药应注意观察其疗效和不良反应。

3）准备好气管插管、气管切开包、人工呼吸器、呼吸兴奋药等急救器材及药物。

（4）其他：鼓励并协助患儿定时翻身，拍胸，防止肺炎、压疮的发生。

4. 心理护理

本病症状重、病程长、部分患儿有功能障碍后遗症，家属及患儿易产生不良情绪，因此，要帮助患儿适应环境，引导家属给患儿心理支持及帮助，树立信心，正确面对疾病。

5. 健康教育

（1）告知家长及患儿乙脑的主要临床表现、治疗过程、常见并发症和预后，告知病情严重者可留有不同程度后遗症,向患儿及家属说明积极治疗的意义,尽可能使患儿的功能障碍在6个月内恢复,以避免造成不可逆的后遗症。

(2)宣传教育:在流行季节,大力开展灭蚊、防蚊的工作,当被蚊虫叮咬又出现全身不适、头痛、发热等乙脑相关症状时,一定要及时到医院就诊。

(3)预防接种:流行季节建议10岁以下小儿和从非流行区进入流行区的人员实行疫苗接种。

六、新型冠状病毒肺炎

新型冠状病毒肺炎简称新冠肺炎,是由新型冠状病毒感染导致的急性呼吸道传染病。具有普遍易感、发病隐匿、传染性强的特点。

(一)临床表现

潜伏期1～14天,多为3～7天。临床分为轻型、普通型、重型和危重型,以发热、干咳、乏力为主要表现。少数患儿伴有鼻塞、流涕、咽痛、肌痛和腹泻、味觉嗅觉减退等症状。重症患儿多在发病1周后出现呼吸困难和(或)低氧血症,严重者可快速进展为急性呼吸窘迫综合征、脓毒症休克、难以纠正的代谢性酸中毒和凝血功能障碍及多器官衰竭等。重症、危重症患儿病程中可为中低热,甚至无明显发热。轻型患儿仅表现为低热、轻微乏力、味觉和嗅觉减退等,无肺炎表现。

(二)病情评估

1. 健康史

(1)流行病学史:① 发病前14天内有病例报告地区

的旅行史或居住史。② 发病前14天内与新型冠状病毒感染者(核酸检测阳性者)有接触史。③ 发病前14天内曾接触过来自有病例报告地区的发热或有呼吸道症状的患儿。④ 聚集性发病。

（2）营养状况：进行初步营养评估，注意患儿的饮食习惯，是否存在营养不良等。

2. 身体状况

（1）生命体征：监测体温、脉搏、呼吸、血压等，观察患儿咳嗽、腹泻等症状。

（2）评估患儿有无重型表现。

（3）辅助检查：血常规、病毒核酸检测、胸部CT检查。

3. 心理—社会状况

了解患儿及其家长对疾病的心理反应及应对方式，对疾病的防治是否有积极的态度。了解患病后对患儿及其家庭的影响。

（三）护理问题

1. 体温过高：与病毒感染有关。

2. 气体交换受损：与肺部病变导致呼吸交换面积减少有关。

3. 清理呼吸道无效：与呼吸道分泌物黏稠、体弱无力排痰有关。

4. 舒适度减弱：咳嗽与呼吸道炎症有关。

5. 有传播感染的可能：与病原体的排除有关。

6. 营养失调：低于机体需要量与发热、食欲缺乏、摄入减少、腹泻有关。

7. 焦虑或恐惧：与隔离、担心疾病的预后有关。

8. 潜在并发症：急性呼吸窘迫综合征、脓毒症休克、代谢性酸中毒、多器官功能衰竭。

（四）护理目标

1. 患儿体温下降至正常。
2. 患儿气促、发绀症状逐渐改善直至消失，呼吸平稳。
3. 患儿能有效排痰，呼吸道通畅。
4. 患儿咳嗽逐渐减少直至消失，不适感减轻。
5. 能严格执行隔离措施，有效防止病毒扩散。
6. 患儿住院期间得到充足营养。
7. 患儿及家属了解疾病知识，积极陪护治疗。
8. 患儿不发生并发症或并发症能得到及时处理。

（五）护理措施

1. 一般护理

（1）消毒隔离：在标准预防的基础上实施接触隔离和飞沫隔离。

（2）休息：充分休息，病情允许下可适当活动。重型、危重型患儿每2 h给患儿更换体位，保持患儿功能位，昏迷者进行肌肉按摩及被动运动。

（3）饮食护理：① 指导患儿摄入高蛋白质、高热量、含多种维生素和矿物质、易消化的食物。② 了解患儿的饮食喜好，条件允许的情况下尽量满足患儿需求。③ 鼓励患儿多饮水。不能正常饮食者，给予肠内营养和肠外营养。

2. 用药护理：入院时详细询问患儿过敏史，将致敏药物显著标记在病历、床头卡及手腕带上；了解常用药物的药理作用及不良反应，掌握药物的配伍禁忌，严格执行查对制度；遵医嘱给药，密切观察患儿用药后疗效及不良反应。

3. 病情观察：密切监测患儿生命体征、意识状态、出入量以痰液的色、量、性质等，如有异常及时通知医生。

4. 症状护理

（1）发热护理：首选冰袋、温水擦浴等物理降温方式，若体温下降不明显，遵医嘱给予药物降温。采取药物降温时应注意药物剂量，防止降温过程中大量出汗引起虚脱现象。降温过程中注意观察脉搏、呼吸、血压。患儿出汗多时及时更换褥衣服，保持皮肤清洁干燥。采取降温措施30 min后应再次测量体温，并做好记录和交班。高热患儿寒战时应注意保暖。

（2）呼吸困难护理

1）病情观察：监测患儿呼吸频率、SPO_2、动脉血气结果，关注患儿是否出现憋气、口唇及甲床发绀等情况。

2）氧疗：呼吸困难伴低氧血症的患儿，应遵医嘱立即给予氧疗。及时评估呼吸困难和低氧血症是否缓解。

（3）咳嗽、咳痰护理

1）关注患儿咳嗽的性质、频率及持续时间，观察痰液的性质、颜色、量等。若痰液不易咳出，指导患儿有效咳嗽的方法：患儿取坐位或立位，上身略前倾→嘱患儿缓慢深吸气，屏气2 s后收缩腹肌，用力连续咳嗽3次，停止咳嗽后缩唇，尽量呼出余气→按照上述步骤连续做2～3次，休息后可重复进行。

2）根据患儿病情，可采取胸部叩击、振动排痰仪排痰、体位引流等促进排痰的物理治疗方法。

3）若患儿痰液黏稠无力咳出，必要时给予吸痰。

4）病情平稳后，可指导患儿进行肺康复训练，如缩唇呼吸、腹式呼吸训练和使用呼吸功能锻炼仪。

（4）腹泻护理

1）嘱患儿卧床休息以减慢肠蠕动，注意腹部保暖。

2）鼓励患儿适当饮水，根据患儿情况给予清淡的流质或半流质饮食，严重腹泻者应遵医嘱暂禁食。

3）预防水、电解质紊乱，遵医嘱给予止泻药物，口服或静脉补液。

4）嘱患儿便后用温水或不含酒精的湿纸巾清洗肛周，必要时可在肛周皮肤应用皮肤液体保护膜等皮肤保护剂。

5）观察并记录大便的次数、颜色、性质和量，遵医嘱留取标本。

5. 心理护理

由于疾病本身及隔离环境的影响，患儿会有焦虑紧张恐惧等情绪，护理人员在做好严格防护措施的同时，应加强对患儿的心理护理，鼓励患儿积极配合治疗，帮助患儿树立战胜疾病的信心。

6. 健康教育

（1）饮食与活动：选择合适的呼吸康复锻炼方式，摄入营养饮食，多补充新鲜蔬菜、水果等，保持作息规律、睡眠充足、情绪舒缓。

（2）疾病相关知识：出院后继续进行14天隔离医学观察，佩戴口罩，每日监测体温，出现发热、咳嗽、咽痛、胸闷等不适症状尽快联系就诊。有条件居家隔离者，居住在通风良好的单人房间，并减少与家人密切接触，分餐饮食，做好手卫生，避免外出。不具备居家隔离条件者，在当地集中隔离点进行14天集中隔离医学观察。

（3）随访：建议出院后第2周、第4周到医院随访复诊。

七、手足口病

手足口病是由肠道病毒（EV71、柯萨奇病毒A组16型多见）引起的急性传染病。多发生于婴幼儿及学龄前儿童。

（一）临床表现

根据病情轻重程度，可分为普通病例和重症病例。

1. 普通病例：急性起病，发热，可伴咳嗽、流涕、食欲缺乏等症状。口腔黏膜出现散在疱疹或溃疡，多见于舌、颊黏膜和硬腭等处，可引起疼痛。手、足、臀等部位出现斑丘、疱疹，偶见于躯干部，呈离心性分布。疱疹周围可有炎性红晕，疱内液体较少。部分患儿仅表现为皮疹或疱疹性咽峡炎；个别患儿可无皮疹。皮疹消退后不留瘢痕，一般1周左右痊愈。

2. 重症病例：少数病例病情进展迅速，可出现脑膜炎、脑炎、脑脊髓炎、肺水肿、循环障碍等，极少数病例病情危重可致死亡，存活者可有后遗症。

（1）神经系统受累：多发生在病程1～5天，患儿可持续高热，出现中枢神经系统损害表现，如精神差、嗜睡或易激惹、头痛、呕吐、烦躁、肢体抖动、急性肢体无力、颈项强直等。腱反射减弱或消失，Kering征和Brudzinski征阳性。

（2）呼吸系统：呼吸浅促、呼吸困难或呼吸节律改变，口唇发绀，咳嗽加剧，咳白色、粉红色或血性泡沫样痰液，肺部可闻及湿啰音或痰鸣音。

（3）循环系统：心动过速或过缓，面色苍白，皮肤出现花纹,四肢冷,指(趾)端发绀,持续血压降低或休克。

(二)病情评估

1. 健康史

(1)一般情况:询问患儿年龄、性别、饮食、睡眠等情况,周围接触儿童或在读幼儿园有无类似病例,当地是否有手足口病流行。

(2)营养状况:进行初步营养评估,注意患儿的饮食习惯,是否存在营养不良等。

(3)既往史:既往健康状况,预防接种史,近期有无患其他急性传染病等。

2. 身体状况

(1)生命体征:监测体温、脉搏、呼吸、血压等,评估咳嗽、流涕、呕吐、腹泻等初期症状。

(2)评估口腔、手、足、臀部的皮疹种类、分布情况。

(3)评估患儿有无神经、呼吸、循环系统等重型表现。

(4)辅助检查:血常规、血清学检查、病原学检查。

3. 心理—社会状况

了解患儿及其家长对疾病的心理反应及应对方式,对疾病的防治是否有积极的态度。了解患病后对患儿及其家庭的影响。

(三)护理问题

1. 体温过高:与病毒感染有关。

2. 皮肤完整性受损:与病毒引起的皮损有关。

3. 有感染传播的危险:与肠道病毒可经粪—口传播或直接接触传播有关。

4. 潜在并发症:脑膜炎、肺水肿、呼吸衰竭、心力衰竭。

（四）护理目标

1. 患儿体温下降至正常，不适感减轻。

2. 患儿皮肤疱疹结痂，自然脱落。

3. 严格执行隔离措施，有效防止病毒扩散。

4. 患儿不发生并发症或并发症能得到及时处理。

（五）护理措施

1. 一般护理

（1）消毒隔离：在标准预防的基础上实施接触隔离和飞沫隔离。

（2）休息：发热时卧床休息，病室保持良好通风，空气清新，阳光充足，温湿度适宜。

（3）饮食：给予温凉、清淡、易消化、营养丰富的饮食，避免刺激性食物，减少对口腔黏膜的刺激。因口腔溃疡疼痛拒食、拒饮水造成脱水，电解质紊乱者，给予补液。

2. 病情观察

严密观察病情变化，监测生命体征，尤其重症患儿，重点观察精神状态、心率、呼吸及神经系统受累情况，及时通知医生，积极配合治疗。

3. 对症护理

（1）高热护理：中、低热患儿，降低体温不必用降温药物，可控制室温、多饮水、卧床休息至体温正常。高热患儿给予物理及药物降温，加强监测病情，防止小儿惊厥发作。

（2）皮肤护理：保持室内温度适宜，衣服宽大柔软，被褥勤晒、勤换洗，勤剪指甲，保持口腔、皮肤及手的清洁，洗澡时不用肥皂、沐浴露，避免刺激，臀部有皮疹者随时清理患儿的大小便,便后用温水冲洗臀部,然后用软布吸干,可涂鞣酸软膏或护臀膏,预防红臀,在疱疹未破溃处涂炉甘石洗剂或5%碳酸氢钠溶液,疱疹破溃、有继发感染者,局部用抗生素软膏,遵医嘱口服抗生素。

（3）口腔护理:加强口腔护理可有效减轻患儿疼痛症状,预防细菌继发感染,进食前后用温水或生理盐水漱口,对不会漱口的患儿,可以用棉棒蘸生理盐水轻轻地清洁口腔。可将维生素B_2粉剂直接涂于口腔糜烂部位,或涂碘甘油,辅以超声雾化吸入,以减轻疼痛,促使糜烂早日愈合。对于严重口腔炎,使用激光治疗可有效缩短患儿的疼痛期,且易接受。

（4）保持呼吸道通畅:对于出现频繁呕吐的患儿,应将其头偏向一侧,及时清除口腔内分泌物,以防误吸。

4. 心理护理

了解患儿家属的心理需求,及时解除家属的心理负担,以解除焦虑、紧张情绪,增强战胜疾病的信心。

5. 健康教育

（1）告知家长手足口病的主要临床表现、治疗过程、常见并发症和预后,了解此病传播方式,认识隔离的重要性,积极配合治疗。

（2）指导家长培养婴幼儿良好的卫生情况,饭前便后洗手,玩具、餐具定期消毒。加强锻炼,增强抵抗力。轻症患儿可居家隔离,严格按护士宣教进行护理及病情观察,如病情变化立即到医院就诊。

八、病毒性胃肠炎—轮状病毒感染性肠炎

病毒性胃肠炎又称病毒性腹泻,是一组由多种病毒引

起的急性肠道传染病。临床特点为起病急、恶心、呕吐、腹痛、腹泻，排水样便或稀便，也可有发热及全身不适等症状，病程短，病死率低，各种病毒所致胃肠炎的临床表现基本类似。当下已成为婴幼儿腹泻的主要病因。当前相继发现和确立了5种引起腹泻的病毒：它们是轮状病毒、诺瓦克病毒、肠腺病毒、杯状病毒和星状病毒，轮状病毒为腹泻疾病中研究最多和最深入的病毒，也是最多见的腹泻病毒。

轮状病毒性肠炎是儿科常见病毒性胃肠炎，轮状病毒属于肠科病毒，现知病毒分A、B、C、D、E、F、G七个组，但能引起人类感染的只有A、B、C三组。

（一）临床表现

1. A组轮状病毒感染：起病较急，首发症状为发热、腹泻，部分患儿为呕吐和咳嗽。轻至中度发热，高热者少见。腹泻每日十余次至数十次，水样便或黄绿色稀便，有酸臭味。半数患儿于腹泻出现前有流涕、轻咳等上呼吸道感染症状，部分伴有支气管炎或肺炎。发热和呕吐持续约2天，但腹泻可持续3～5天或1周，少数可达2周。40%～80%有轻、中度脱水，大多为等渗性，其次为低渗性，少数为高渗性。呕吐、腹泻严重者可出现重度脱水、酸中毒和电解质紊乱，甚至发生DIC及多器官衰竭。平均病程7天，可自愈，少数可迁延不愈而形成慢性，导致营养不良。

2. B组轮状病毒感染：患者多为成年人，突然出现中等程度的腹泻，每日大便10次左右，绝大多数为水样便，持续6～7天。病初2～3天伴有恶心、呕吐、腹痛、腹胀、乏力等，有轻度脱水。部分患者可有呼吸道症状，发热者很少。

3. C组轮状病毒感染：主要侵袭儿童，症状与A组感染相似,但持续时间较长。

（二）病情评估

1. 健康史

（1）一般情况:询问患儿年龄饮食、卫生等情况,周围接触儿童或在读幼儿园有无类似病例。

（2）营养状况:进行初步营养评估,注意患儿的饮食习惯,是否存在营养不良等。

（3）既往史:既往健康状况等。

2. 身体状况

（1）生命体征:监测体温、脉搏、呼吸、血压、尿量等。

（2）评估患儿皮肤、神志,观察有无脱水症状。

（3）辅助检查:血常规、大便常规、病原学检查。

3. 心理—社会状况

了解患儿及其家长对疾病的心理反应及应对方式,对疾病的防治是否有积极的态度。了解患病后对患儿及其家庭的影响。

（三）护理问题

1. 体温过高:与病毒感染有关。

2. 皮肤完整性受损:与大便刺激臀部皮肤有关。

3. 体液不足:与腹泻、呕吐致体液丢失过多和摄入不足有关。

4. 营养不足:低于机体需要量:与腹泻、呕吐致体液丢失过多和摄入不足有关。

5. 有感染传播的危险:与病毒可经粪—口传播或直接接触传播有关。

6. 潜在并发症:DIC、多器官衰竭等。

（四）护理目标

1. 体温下降至正常，不适感减轻。

2. 患儿皮肤完整，无继发感染。

3. 患儿脱水和电解质紊乱得以纠正。

4. 家长能对患儿合理喂养，患儿体重恢复正常。

5. 能严格执行隔离措施，防止扩散。

6. 不发生并发症或并发症能得到及时处理。

（五）护理措施

1. 一般护理

（1）消毒隔离：在标准预防的基础上实施接触隔离。

（2）休息：卧床休息，并保持室内安静、环境整洁、空气清新、温度适宜。

（3）饮食：母乳喂养者可继续哺乳，减少哺乳次数，缩短每次哺乳时间，暂停换乳期食物添加；人工喂养者可喂米汤、酸奶、脱脂奶等，待腹泻次数减少后给予流质或半流质饮食如粥、面条，少量多餐，随着病情稳定和好转，逐步过渡到正常饮食。呕吐严重者，可暂时禁食4～6 h（不禁水），待好转后继续喂食，由少到多，由稀到稠。

2. 病情观察

严密观察病情变化，监测生命体征，尤其注意患儿的皮肤、精神、神志状态，预防脱水、酸中毒、电解质紊乱、DIC等并发症发生，及时通知医生，积极配合治疗。

3. 对症护理

（1）发热护理：中、低热患儿，降低体温不必用降温药物，可控制室温、多饮水、卧床休息至体温正常。高热患儿给予物理及药物降温，加强监测病情，防止小儿惊厥发作。

（2）皮肤护理：选用吸水性强、柔软布质或纸质尿布，及时更换；每次便后用温水清洗臀部并擦干，以保持皮肤清洁、干燥；局部皮肤发红处涂以5%鞣酸软膏或40%氧化锌油并按摩片刻，促进局部血液循环；局部皮肤糜烂或溃疡者，可采用暴露法，臀下仅垫尿布，不加包扎，使臀部皮肤暴露于空气中或阳光下。女婴尿道口接近肛门，应注意会阴部的清洁，预防上行性尿路感染。

（3）维持水、电解质及酸碱平衡：① 口服补液盐（ORS）治疗：对有些脱水（轻、中度脱水）的患儿，可予ORS液口服。有明显腹胀、休克、心功能不全或其他严重并发症者及新生儿不宜口服补液。② 静脉补液治疗：对于脱水严重患儿要进行静脉补液。根据脱水程度和性质，结合患儿年龄、营养状况，决定补液种类、输入量和速度。

4. 用药护理：目前使用较为普遍者为蒙脱石散（思密达），口服后2 h便可均匀覆盖在整个肠道表面，对消化道黏膜有很强的保护能力，能抑制轮状病毒的复制和传播、提高黏膜屏障的防御功能。为免影响其他药物吸收，告知家长建议在本药服用前1 h服用其他药物。

5. 心理护理

了解患儿家属的心理需求，积极与患儿及家属沟通，以解除焦虑、紧张情绪，增强患儿战胜疾病的信心。

6. 健康教育

（1）告知家长轮状病毒感染性肠炎的主要临床表现、治疗过程、常见并发症和预后，了解此病传播方式，认识隔离的重要性，积极配合治疗。

（2）指导家长生活护理：卧室开窗通风，被褥暴晒，室内物品消毒，整齐摆放，注意饮食卫生、手卫生，防止继发感染。

九、传染性单核细胞增多症

传染性单核细胞增多症（infectious mononuleosis，IM）是由EB病毒（EBV）感染所致的急性感染性疾病，表现为发热、咽喉痛、肝脾和淋巴结肿大、外周血中淋巴细胞增多并出现单核样异型淋巴细胞等。本病的发病机制尚未完全阐明。EB病毒侵入机体后，导致病毒血症，继而累及全身淋巴系统。

（一）临床表现

1. 发热。

2. 淋巴结肿大：全身浅表淋巴结均可累及，颈部淋巴结肿大最常见，腋下、腹股沟次之。

3. 咽峡炎：咽痛，扁桃体肿大，偶可形成假膜。

4. 肝、脾大：常伴有肝脏功能异常、黄疸等。

5. 皮疹：形态不一如丘疹、斑丘疹等。

（二）护理评估

1. 健康史：询问患儿年龄，是否感染EB病毒或有与此类患儿的接触史。

2. 身体状况：观察有无不规则发热、淋巴结肿大、咽喉部充血、皮疹等。

3. 心理社会状况：患儿及家属对疾病的认知情况，是否了解疾病的治疗及预后。

（三）护理诊断/护理问题

1. 体温过高：与病毒感染有关。

2. 疼痛：与咽部炎症、肝脾肿大有关。

3. 潜在并发症：心包炎等。

（四）预期目标

1. 患儿体温降至正常。
2. 患儿咽痛减轻，肝脾肿大消退，皮肤完整、无感染。
3. 患儿住院期间能得到充足营养。
4. 患儿未发生并发症或并发症得到及时发现及处理。

（五）护理措施

1. 一般护理：保持室内空气新鲜，适宜温湿度，采取呼吸道隔离，防止交叉感染。急性期绝对卧床休息，待症状缓解后适当下床活动，伴脾肿大者避免剧烈活动，以防脾破裂。

2. 病情观察：观察意识、面色、四肢末梢循环等。保证营养供应，以高热量、高蛋白质、清淡、易消化饮食。

3. 对症护理：维持正常体温，高热患儿给予物理降温或药物降温。观察降温效果。多饮水，防虚脱。

4. 心理护理：了解患儿家属的心理需求，积极与患儿及家属沟通，以解除焦虑、紧张情绪，增强患儿战胜疾病的信心。

5. 健康教育：向患儿家长介绍患儿病情、诊疗及护理措施，取得家长的配合。出院后定期复查血常规及肝肾功能。

第三节　细菌性疾病

一、猩红热

猩红热（scarlet fever）是由化脓性链球菌感染所致。其临床特征为发热、咽峡炎、全身弥漫性猩红色细小丘疹及疹退后明显的脱皮等特征,少数患儿病愈后可发生风湿热和急性肾小球肾炎等并发症,我国将本病纳入乙类传染病管理。

(一)临床表现

1. 普通型:潜伏期为1~7天,一般为2~4天。

(1)前驱期:起病多急骤。① 全身症状:有畏寒和发热,轻者38~39℃,重者高达39~40℃以上,同时伴有头痛,全身不适等全身中毒症状;② 咽峡炎:表现为咽痛,吞咽时加剧,软腭可见点状出血性黏膜疹,可有下颌下及颈部淋巴结肿大伴触痛。

(2)出疹期:① 典型皮疹:为在全身皮肤弥漫性充血发红基础上广泛均匀密集分布的细小猩红色丘疹,呈鸡皮样,伴痒感。用手按压皮肤时,出现"贫血性皮肤划痕",为猩红热的特征之一,皮疹多在48 h达高峰。② 其他特征:"环口苍白圈、帕氏线、杨梅舌、粟粒汗疹"。

(3)恢复期:皮疹于3~5天后颜色转暗,按出疹顺序消退,全身症状及咽部炎症缓解,轻症呈糠屑状或片状脱皮。

2. 其他临床类型

(1)轻型:为近年多见的类型。

(2)中毒型:常有40℃以上的高热,可出现中毒性心肌炎、中毒性肝炎及休克等本型近年来少见。

(3)脓毒型:目前已少见。

(4)外科型或产科型:症状轻微,常无咽峡炎。

(二)病情评估

1. 健康史

了解患儿一般情况,仔细询问所处环境中是否有类似病例出现,10天内是否有与猩红热患儿或咽峡炎患儿接触史。

2. 身体状况

(1) 评估患儿体温的变化,注意热型、热程及伴随症状等,本病患儿发热多为持续性,可达39℃左右,伴有头痛、全身不适、食欲不振等中毒症状,发热的高低及热程与皮疹的出疹及消退相关,自然病程约1周。

(2) 评估患儿咽部、扁桃体及腭部是否有充血并附有脓性渗出物,腭部可见充血或出血性黏膜疹。脓毒型患儿主要表现为咽部严重的化脓性炎症。

(3) 评估出疹情况及伴随症状。

3. 心理—社会状况

患儿及其家长对疾病的心理反应及应对方式,对疾病的防治是否有积极的心态,患儿家庭的居住环境、卫生习惯等,家庭及社区对疾病的认知程度、防治态度。

(三) 护理问题

1. 体温过高:与毒血症有关。

2. 舒适度减弱(咽痛、头痛、皮肤瘙痒):与炎症反应及皮疹有关。

3. 皮肤完整性受损:与猩红热皮疹有关。

4. 潜在并发症:中耳炎、中毒性心肌炎、心包炎、急性肾小球肾炎等。

5. 有传播感染的可能:人群普遍易感。

(四) 护理目标

1. 患儿体温维持在正常范围。

2. 患儿疼痛减轻。

3. 患儿皮肤恢复完整,无感染发生。

4. 患儿不发生并发症或并发症得到及时发现和处理。

5. 患儿未造成感染传播。

（五）护理措施

1. 一般护理

按传染病一般护理常规处理,呼吸道隔离,隔离期限为症状消退后1周或每日1次连续咽拭子培养3次阴性,有化脓性并发症者,应隔离至治愈为止。病房通风换气,每日3～4次,或紫外线照射进行空气消毒,餐具、水杯煮沸15 min可达消毒目的。患儿鼻咽分泌物须以2%洗消净浸泡消毒。接触及护理患儿应戴口罩。

2. 病情观察

注意观察有无心肌炎及肾炎等并发症,病程中注意观察心率、心律、血压变化及有无眼睑水肿、尿量减少、血尿等。

3. 对症护理

（1）发热护理:发热期卧床休息,并发心肌炎应绝对卧床休息。避免接触其他传染患儿,并做好一切生活护理,给予适当物理降温,可头部冷敷、温水擦浴或遵医嘱服用解热镇痛剂,忌用冷水或酒精擦浴。

（2）饮食护理:急性期给予高热能饮食,并发肾炎者应进低盐饮食。红霉素应饭后服,或服前食用饼干、点心,可减轻恶心、呕吐等胃肠道反应。送服抗生素,不宜用茶水。给予营养丰富的含大量维生素且易消化的流质、半流质饮食,恢复期给予软食,鼓励患儿进食。供给充足的水分,以利散热及排泄毒素。

（3）口腔护理:口腔用温水或复方硼砂溶液含漱,每日

4次。

（4）皮肤护理：出疹期禁用肥皂水擦洗，大块脱皮不宜用手撕剥，应让其自然脱落，或用消毒剪修剪，以免撕破发生感染。

4. 心理护理

介绍与疾病相关的临床表现，治疗，护理知识。隔离措施及预后。给予患儿及家长心理支持，积极应对和治疗疾病。

5. 健康宣教

居室应通风，尽量让患儿隔离独居，避免传染给别人，也可防止其他感染。改善环境卫生和注意个人卫生，在急性期要卧床休息。有明显接触史者一般无须药物预防，体弱儿童可酌情采用药物预防。早期足疗程治疗可有效预防风湿热及急性肾小球肾炎的发生。

二、流行性脑脊髓膜炎

流行性脑脊髓膜炎（meningococcal meningitis）简称为流脑，是由脑膜炎奈瑟菌（Neisseria meningiti-dis, Nm）引起的急性化脓性脑膜炎。其主要临床表现是突发高热、剧烈头痛、频繁呕吐，皮肤黏膜瘀点瘀斑，脑膜刺激征和脑脊液化脓性改变，严重者可出现感染性休克及脑实质损害。我国将该病纳入乙类法定传染病隔离，自1985年普遍接种A群疫苗之后，发病率已持续下降。

（一）临床表现

潜伏期为1～10天，一般为2～3天。按临床表现不同分为以下4型：

1. 普通型：最常见，占全部病例的90%以上。

（1）前驱期（上呼吸道感染期）：主要表现为上呼吸道感染症状，持续1～2天。

（2）败血症期：突然高热40℃以上、寒战、头痛及精神萎靡等毒血症表现。幼儿常表现哭闹、拒食、烦躁不安、惊厥，此期重要体征是皮肤黏膜出现瘀点瘀斑，初呈鲜红色，后呈紫红色，迅速增多并融合，中央呈紫黑色坏死或水疱。本期持续1～2天后进入脑膜炎期。

（3）脑膜炎期：毒血症及皮肤黏膜瘀点瘀斑持续存在，中枢神经系统表现突出，同时伴有剧烈头痛、频繁喷射性呕吐、烦躁不安，出现颈强直、克氏征及布氏征阳性等脑膜刺激征，重者有谵妄、昏迷及抽搐。婴幼儿临床表现不典型，可有咳嗽、拒食、呕吐、腹泻，通常在2～5天后进入恢复期。

（4）恢复期：经治疗后，体温逐渐恢复至正常，皮肤瘀点和瘀斑逐渐消失或结痂愈合、神经系统检查均恢复正常，一般在1～3周内痊愈。

2. 暴发型：多见于儿童。起病急，进展快，病势凶险，病死率高，如不及时抢救，24 h内危及生命，临床上分为以下3型：

（1）休克型：以感染性休克和广泛皮肤黏膜出血为突出表现。数小时后即出现血压下降，精神萎靡，意识障碍，甚至抽搐。

（2）脑膜脑炎型：主要表现为脑膜及脑实质损伤，常于1～2天内出现严重的神经系统症状，突出表现为意识障碍迅速加深。颅压增高及脑疝征象。

（3）混合型：为本病最严重类型，以上两型同时或先后出现，病死率极高。

3. 轻型：多见于流脑流行后期,症状轻微,脑膜刺激征阴性,脑脊液无明显变化。

4. 慢性败血症型：极少见,多为成人,病程可迁延,持续数周甚至数月。

（二）病情评估

1. 健康史：一般情况要了解患儿发病前有无接触类似病例,当地有无本病发生及流行。

2. 身体状况：评估患儿有无突发高热、剧烈头痛、呕吐、皮肤黏膜瘀点、瘀斑及脑膜刺激征,有无休克、神志障碍、循环衰竭、惊厥、呼吸衰竭发生。了解血常规、脑脊液等检查结果。

3. 心理—社会状况：了解患儿及家属对疾病的认识,应对方式和心理状态。

（三）护理问题

1. 体温过高：与细菌感染有关。

2. 组织灌注量改变：与内毒素导致微循障碍有关。

3. 潜在并发症：颅内高压、脑疝。

4. 皮肤黏膜完整性受损：与皮肤黏膜瘀点、瘀斑及皮肤受压有关。

（四）护理目标

1. 患儿体温维持在正常范围。

2. 患儿血压稳定,组织灌注量正常。

3. 患儿意识清楚,头痛、呕吐减轻或消失,无潜在并发症发生。

4. 患儿皮肤无破溃,瘀点、瘀斑消失。

（五）护理措施

1. 一般护理：患儿应住院按呼吸道传染病隔离至体温正常、症状消失后3天，或不少于发病后7天；密切接触者可服用复方新诺明，儿童50～100 mg/kg，分2次口服，连服3天，并进行医学观察7天。病室应安静清洁，空气新鲜流通，患儿卧床休息，注意保暖。

2. 病情观察：密切观察病情变化。

（1）发现瘀点、瘀斑迅速融合成片，或早期出现面色苍白、四肢厥冷、发绀、皮肤呈花斑状、血压下降等循环衰竭表现，应立即报告医生并按休克患儿进行护理，按医嘱给予有效抗菌药物；备好肝素和鱼精蛋白，及时按医嘱进行抗凝治疗。

（2）发现意识障碍加重、瞳孔不等大或有抽搐先兆等颅内高压症状或脑疝征象时，应立即报告医生，同时迅速备好抢救物品和药品，协助医生进行抢救。行腰穿术后的患儿应去枕平卧4～6 h，采取的脑脊液标本送细菌学检查时应注意避免污染和保温，并立即送检。

3. 对症护理

（1）发热护理：高热时以物理降温为主，如冷敷头部或大动脉，32～36℃温水擦浴，注意观察微循环状态，有脉搏细数、面色苍白、四肢厥冷者，禁用冷敷和乙醇擦浴；按医嘱使用退热药物，注意剂量及出汗情况，避免大汗导致虚脱。

（2）一般护理：严密观察生命体征，保持呼吸道通畅；加强皮肤，口腔护理，防止感染。按医嘱使用有效抗菌药物，观察疗效及不良反应。

（3）用药护理：如使用青霉素者，应注意用药剂量、给药次数、间隔时间、疗程及过敏反应等；如使用磺胺类药物，应鼓励患儿多饮水，每日饮水至少2 000 mL，保证尿量每日在1 000 mL以上，按医嘱使用碱性药物以碱化尿液，注意尿量及其颜色变化，每日或隔日复查尿常规，以防血尿或磺胺结晶。

4. 生活护理

（1）饮食护理：给予营养丰富、易消化的流质、半流质饮食。鼓励患儿少量多次饮水保证每日入水量2 000～3 000 mL；高热、频繁呕吐者适当增加摄入量。进食不足者静脉补充足够水分和营养，昏迷者给予鼻饲。

（2）皮肤护理：① 加强皮肤护理，床褥应保持清洁、平整；内衣裤应柔软，宽松，勤更换。② 及时清理大小便，保持皮肤清洁干燥；③ 瘀点、瘀斑应加以保护，尽可能避免受压和摩擦，必要时使用气垫或空心圈等；④ 剪短患儿指甲，避免抓破皮肤；⑤ 如有破溃，应及时用无菌生理盐水清洗局部后涂以抗生素软膏，以防继发感染，其污染物品应进行消毒处理。

（3）其他：昏迷患儿应定时翻身、拍背、按摩受压部位，以防发生压疮。

5. 心理护理：向患儿解释疾病症状及治疗方法，给予心理支持，消除患儿紧张、焦虑等不良心理反应。

6. 健康教育：对于少数留有神经系统后遗症的患儿，应指导其家属帮助患儿进行切实可行的功能锻炼和按摩等，以促进患儿尽早康复。搞好环境卫生，保持室内通风。流行期间加强卫生宣教，应避免大型集会或集体活动，不要携带婴幼儿到公共场所，外出应戴口罩。

7. 药物预防：对密切接触者，除作医学观察外，可用磺胺甲噁唑进行药物预防，剂量均为每日2 g，儿童50～

100 mg/kg，连用3天。另外，头孢曲松、氧氟沙星等也能起到良好的预防作用。

三、百日咳

百日咳（whooping cough，pertussis）是百日咳杆菌所致的急性呼吸道传染病，传染性极强。主要表现为阵发性痉挛性咳嗽伴有深长的"鸡鸣"样吸气性吼声。病程可迁延数月。从广泛施行百日咳疫苗接种以来，发病率已明显降低。

患儿是唯一的传染源，发病前1～2天至病后6周均有传染性；少见带菌者。主要通过飞沫传播。人群普遍易感，新生儿也不例外。遍布全球，多见于寒带和温带，冬春季高发。

（一）临床表现

1. 潜伏期：5～21天，一般为7～14天。

2. 卡他期：从发病至出现痉挛性咳嗽，一般为7～10天。主要表现为上呼吸道感染征象，一周左右其他症状逐渐缓解，但咳嗽逐渐加重，常呈日轻夜重。

3. 痉咳期：阵发性痉挛性咳嗽为其特征性表现。一般持续2～6周或更长时间。

痉咳发作：常先有焦虑或恐惧感，发作时为连续不断的十余声或数十声短促咳嗽，继而深长吸气，发出高调鸡鸣样回音，类似的痉咳连续反复多次，直至咳出大量黏稠痰液或连同胃内容物一起吐出后才停止，伴发表现：咳嗽剧烈时可有大小便失禁。

不典型表现：新生儿和小婴儿常无典型痉咳；儿童或

青少年症状一般较轻,易致慢性咳嗽。

4. 恢复期:痉咳发作次数逐渐减少,程度减轻,鸡鸣样吸气回声消失。此期一般持续2～3周,有肺部并发症者病程可迁延持续更久。

(二)病情评估

1. 健康史:评估患儿有无接触史,百日咳的预防接种史,评估有无发热,上呼吸道卡他症状。

2. 身体状况

(1)生命体征:监测体温、脉搏、呼吸、血压等。

(2)评估患儿现有的症状,如有无痉挛性咳嗽、呕吐及其程度,面色是否红润,有无窒息感,痰的性状,能否有效地咳出痰液,有无缺氧表现。

3. 心理—社会状况:患儿及其家长对疾病的心理反应及应对方式,患儿家庭的居住环境、卫生习惯等,家庭及社区对疾病的了解程度及护理需求。

(三)护理问题

1. 气体交换受损:与频繁咳嗽有关。

2. 清理呼吸道无效:与婴幼儿无力咳嗽有关。

3. 窒息:与频繁咳嗽至呕吐有关。

4. 潜在并发症:支气管肺炎、肺不张、肺气肿及皮下气肿。

5. 舒适度改变:与咳嗽有关。

(四)护理目标

1. 患儿无缺氧症状,呼吸平稳。

2. 帮助患儿有效排痰,患儿痰液减少。

3. 患儿未发生窒息。

4. 无并发症发生,或及时发现并干预,减轻并发症。

5. 患儿咳嗽减轻,能安静入睡。

(五)护理措施

1. 一般护理:给予患儿呼吸道传染病隔离。隔离至起病后40天或出现痉挛性咳嗽后30天。保持病室安静、通风,空气新鲜,对痰液和口鼻腔分泌物应用含氯消毒剂消毒,避免一切不良刺激,保证充足的睡眠时间,以减少痉咳发作。对密切接触者应观察至少3周,若有前驱症状应尽早治疗。

2. 密切观察病情,严密监测呼吸和氧饱和度,注意有无屏气、发绀、窒息等情况,预防肺炎、肺气肿、肺不张,新生儿、半岁以下婴幼儿常突然发生窒息,必须专人守护。出现反复惊厥,意识障碍,呼吸和瞳孔改变为并发百日咳脑病表现,应积极治疗。

3. 对症护理:遵医嘱给药,痉咳剧烈者可给镇静剂,及时观察药物的疗效和不良反应。给予易消化、较黏稠饮食,保证营养供给和维生素的摄入量,宜少量多餐,耐心喂食,以免呕吐。注意口腔护理。

4. 心理护理:患儿惊恐,表情痛苦,烦躁不安,精神萎靡不振,及时地给予患儿及其家属心理支持,积极应对和治疗疾病。

5. 健康教育:告知家长百日咳的主要临床表现、治疗过程、常见并发症和预后,了解此病传染性强,认识隔离的重要性,积极配合治疗。所有儿童都应进行百日咳的预防接种,接种疫苗的起始年龄大于6周龄,且不晚于8周龄,并保持至少3剂有质量保证的百日咳疫苗高水平覆盖。

四、原发性肺结核

结核分枝杆菌初次侵入肺部后发生的原发感染,是儿童肺结核的主要类型,肺部原发病灶多位于右肺,基本病变为渗出、增殖、坏死。典型的原发综合征呈"双极"病变,即一端为原发病灶,一端为肿大的肺门淋巴结。

（一）临床表现

1. 结核中毒症状:起病缓慢,可有低热、食欲缺乏、疲乏、盗汗等。

2. 干咳、轻度呼吸困难。

3. 体检:周围淋巴结不同程度肿大,婴儿可伴肝脏肿大。

（二）病情评估

1. 健康史

（1）一般情况:患儿年龄,有无与开放性肺结核患儿的密切接触史,是否接种过卡介苗,生活环境、居住条件等。

（2）家庭史:家庭中有无肺结核患儿。

（3）既往史:既往健康状况,近期有无急性传染病等。

2. 身体状况

（1）主要症状:观察患儿热型;检查有无盗汗、午后低热、食欲不佳、消瘦、疲劳等结核中毒症状,有无干咳、呼吸困难等。

（2）辅助检查:PPD试验、胸部X线检查及其他实验室检查结果。

3. 心理—社会状况

（1）患儿及家长的心理状态,对病情、隔离方法、服药等知识的了解程度。

（2）家长对患儿的关心程度、家庭的经济承受能力及社会支持系统。

（三）护理问题

1. 营养失调（低于机体需要量）：与疾病消耗及食欲下降有关。

2. 活动无耐力：与结合分枝杆菌感染、机体消耗增加有关。

3. 舒适度减弱：发热、咳嗽与结核分枝杆菌感染所致结核性炎症有关。

4. 知识缺乏：家长及患儿缺乏结核病防治的相关知识。

5. 有执行治疗方案无效的危险：与治疗疗程长、家长及患儿缺乏信息来源、难以坚持治疗有关。

6. 潜在并发症：抗结核药物不良反应。

（四）护理目标

1. 患儿发热、咳嗽等症状逐渐甚至消失，生活规律，体重无减轻。

2. 患儿家长了解结核病的防治知识，能坚持治疗。

3. 患儿无严重药物不良反应等并发症发生或发生时得到及时发现及处理。

（五）护理措施

1. 一般护理

（1）保证营养摄入：鼓励进食，饮食营养丰富易消化，增进患儿食欲。

（2）建立合理的生活制度：保持居室空气流通，保证充足睡眠，适当进行户外活动，增强抵抗力；保持皮肤清洁。

2. 病情观察，促进舒适：定时测量并记录体温，注意观察咳嗽的性质，保持呼吸道通畅，根据病情采取合适的体位，避免剧烈运动。

3. 消毒隔离：结核病活动期应进行呼吸道隔离，对患儿呼吸道分泌物、痰杯、餐具等进行消毒处理；避免与其他急性传染病患儿接触。

4. 指导合理用药：向患儿及家长讲解抗结核药物的作用及使用方法，定期检查尿常规、肝功能等。

5. 健康教育

（1）向家长和患儿介绍肺结核的病因、传播途径及消毒隔离措施。指导家长对居室、患儿用具进行消毒处理。

（2）指导家长观察患儿病情变化，监测体温等。

（3）指导坚持化疗是治愈肺结核的关键，治疗期间需坚持全程规律服药；指导观察药物疗效及副作用，发现不良反应及时就诊。

（4）指导日常生活护理和饮食护理，注意定期复查，了解疗效和药物使用情况，便于根据病情调整治疗方案。

五、结核性脑膜炎

结核性脑膜炎简称结脑，是小儿结核病中最严重的类型。常在结核原发感染后1年以内发生，尤其在初染结核3～6个月最易发生。多见于3岁以内婴幼儿，是儿童结核病致死的主要原因。

（一）临床表现

典型结脑起病多较缓慢，病程大致可分为3期。

1. 早期(前驱期)：1～2周，主要症状为患儿性格改变，如少言、懒动、易倦、烦躁、易怒等。可有发热、食欲缺乏、盗汗、消瘦、呕吐、便秘(婴儿可为腹泻)等。年长儿可自诉头痛，多轻微或非持续性，婴儿皱额，或凝视、嗜睡，或发育迟滞等。

2. 中期(脑膜刺激期)：1～2周，因颅内压增高致剧烈头痛、喷射性呕吐、嗜睡或烦躁不安、惊厥等。出现明显脑膜刺激征，颈项强直，Kerning征、Brudzinski征阳性。幼婴则表现为前囟膨隆。此期可出现颅神经障碍，最常见者为面神经瘫痪，其次为动眼神经和外展神经瘫痪。部分患儿出现脑炎体征，如定向障碍、运动障碍或语言障碍。眼底检查可见视乳头水肿、视神经炎或脉络膜粟粒状结核结节。

3. 晚期(昏迷期)：1～3周，以上症状逐渐加重，由意识模糊，半昏迷继而昏迷。阵挛性或强直性惊厥频繁发作。患儿极度消瘦，呈舟状腹。常出现水、电解质代谢紊乱。病情严重者可因颅内压急剧增高导致脑疝而死亡。

（二）病情评估

1. 健康史：应详细询问患儿的卡介苗接种史、结核病接触史、既往结核病史(尤其是一年内发现结核病又未经治疗者)和近期急性传染病史，如麻疹、百日咳等，常为结核病恶化的诱因。

2. 身体状况：起病多较缓慢。根据临床表现，评估患儿意识状况，有无颅内压增高，意识状态改变，惊厥等表现；评估患儿的呼吸频率、节律、心率、心律、血压等；评估患儿营养状态及水电解质平衡的情况；了解相关辅助检查，PPD试验，胸片，CT。脑脊液压力增高，外观呈毛玻璃样，静置后可有蛛网膜薄膜形成，白细胞总数增加以及血沉、C反应蛋白升高的检验结果。

3. 心理—社会状况：结核性脑膜炎患儿病死率较高，给家庭带来很大的精神及经济压力。因此，应评估家长对该病的病因、护理、治疗及预后的认知程度、焦虑和压力以及应对的方式；对留有后遗症患儿，还应评估其正确使用康复方法的能力。

（三）护理问题

1. 潜在并发症：颅内压增高，水电解质紊乱等。

2. 营养失调（低于机体需要量）：与摄入不足，消耗增多有关。

3. 有皮肤完整性受损的危险：与长期卧床、排泄物刺激有关。

4. 焦虑：与病情重、病程长、预后差有关。

（四）护理目标

1. 舒适的改变：头痛和神经系统症状改善。

2. 患儿无脑疝及水电解质紊乱发生。

（五）护理措施

1. 一般护理：改善营养状况，评估患儿的进食及营养状况，提供营养丰富、易消化的食物，保证足够的热量、蛋白质及维生素。少量多餐，耐心喂养。清醒患儿采取舒适体位并协助进食；对昏迷、不能吞咽者，可鼻饲和静脉补液，维持水、电解质平衡，鼻饲时压力不宜过大，以免呕吐。

2. 密切观察

（1）密切观察体温、脉搏、呼吸、血压、神志、双侧瞳孔大小及对光反射、尿量等，早期发现颅内高压或脑疝，积极采取抢救措施。

（2）保持室内安静，避免一切不必要的刺激，治疗、护理操作尽量集中完成。

（3）惊厥发作时，应在上下齿之间安置牙垫，以防舌咬伤；放置床栏，移开患儿周围易致受伤的物品，避免受伤或坠床；保持呼吸道通畅，给予吸氧，必要时吸痰或行人工辅助呼吸。

（4）遵医嘱给予脱水剂、利尿剂、肾上腺皮质激素、抗结核药物等，注意药物速度及观察药物不良反应。

（5）必要时配合医师行腰穿术、侧脑室引流术，做好术后护理，腰穿术后取去枕平卧位4～6 h。根据医嘱定期复查脑脊液结果。

3. 对症护理：维持皮肤、黏膜的完整性，及时清除呕吐物和大小便，保持皮肤清洁干燥，床单元整洁。昏迷和瘫痪患儿，每2 h予以翻身、拍背1次，骨隆突处可垫气圈或海绵垫。昏迷不能闭眼患儿，可涂眼膏，用纱布覆盖，保护角膜。每日口腔护理2～3次。

4. 消毒隔离：对伴有肺部结核病灶的患儿，采取呼吸道隔离措施，并对患儿呼吸道分泌物、餐具、痰杯等进行消毒处理。

5. 心理护理：加强与家长的沟通，用通俗易懂的语言讲述疾病的一般知识，评估他们的心理上的支持，及时解除患儿的不适，帮助患儿及家长克服焦虑，保持情绪稳定。

6. 健康教育

（1）强调出院后坚持服药、定期到医院复查的重要性。指导患儿及家长严格执行治疗计划，坚持全程、合理用药，指导进行病情及药物毒副作用的观察，介绍结核病复发的时间多发生在停药后2～3年，复发的危险因素有营养不良、使用免疫抑制剂等。

（2）与患儿及家长一起讨论制订良好的生活计划，保证足够的休息时间，适当进行活动。解释加强营养的重要性。

（3）指导患儿避免与开放性结核患儿接触，积极预防和治疗各种急性传染病。

（4）对留有后遗症的患儿，指导家长对瘫痪肢体进行理疗、针灸、被动活动等功能锻炼，促进肢体功能恢复。对失语和智力障碍者，进行语言训练和适当教育。

六、霍乱

霍乱（cholera）是由霍乱弧菌所致的一种烈性肠道传染病，属国际检疫的传染病，在我国传染病防治法中列为甲类传染病。临床表现轻重不一，多数患儿仅有轻度腹泻，少数重症患者表现为剧烈泻、吐，导致脱水与循环衰竭。

（一）临床表现

潜伏期一般为1～3天。典型病例的病程分为3期：

1. 泻吐期：多数以剧烈腹泻开始，最初大便有粪质呈黄稀水样，继之呈水样、无粪臭，部分患儿大便呈米泔水样，少数患儿大便可呈洗肉水样。每日大便自数次、十数次至无法计数。腹泻量自数千毫升至上万毫升不等。腹泻同时多无腹痛及里急后重感。腹泻后继之呕吐，呈喷射性，呕吐物初为胃内容物，后为水样，严重者可呕出米泔水样液体，少有恶心。一般无发热。本期可持续数小时至1～2天。

2. 脱水虚脱期：由于严重泻、吐引起水、电解质丢失，可出现脱水和周围循环衰竭。患儿表现烦躁不安、口渴、声音嘶哑、眼窝凹陷、皮肤皱缩、湿冷且弹性消失、指纹皱瘪、腹下陷呈舟状、血压下降、脉细数、尿量减少或无尿、意识障碍。因电解质紊乱、低钠可导致腓肠肌或腹直肌痉挛,此期可持续数小时至2～3天。

3. 恢复期:病情好转、脱水纠正后,症状逐渐消失,体温、脉搏、血压恢复正常。少数患儿可有反应性低热,可能为循环改善后肠毒素吸收增加所致。

根据脱水程度、血压、脉搏及尿量,临床上分为轻型、中型及重型3型。① 轻型:脱水程度轻,血压、脉搏无变化;② 中型:失水量相当于体重的5%～10%,血压下降,尿量减少;③ 重型:脱水严重,失水量相当于体重的10%以上,血压测不出,处于休克状态,尿少至无尿。中毒型:罕见,可无吐泻,无脱水或轻度脱水,而迅速进入休克及严重的循环衰竭,病死率极高。

(二)病情评估

1. 健康史:评估患儿是否生活在疫区,5天前到过流行区或5天内饮用水或其他不洁食物史,有无霍乱及带菌者的密切接触,了解大便次数,性状,有无呕吐,了解病情进展,评估有无脱水及其他循环衰竭的症状,观察患儿腹泻、呕吐程度,记录呕吐次数、性状和量。

2. 患儿身体状况

(1)观察患儿生命体征、精神状态、皮肤弹性、眼眶及前囟凹陷程度、肢端温度、尿量等,判断有无脱水及循环衰竭。

(2)注意患儿有无肌肉痉挛、肌张力减弱、腹胀等低钠、低钾的表现。如患儿呼吸深大而快,呼气有烂苹果味,提示代谢性酸中毒。

（3）了解实验室检查结果。

3. 患儿及家长心理及社会状况：评估患儿及家长心理状态，对本病的护理知识及需求。

（三）护理问题

1. 腹泻：与细菌外毒素作用致肠细胞分泌功能增强有关。

2. 体液不足：与大量腹泻、呕吐有关。

3. 恐惧：与外界隔离有关。

4. 潜在并发症：休克、电解质紊乱、急性肾衰竭。

（四）护理目标

1. 腹泻症状逐渐消失。

2. 体温、脉搏、血压恢复正常。

3. 无循环衰竭等严重并发症的发生。

（五）护理措施

1. 一般护理

（1）绝对卧床休息，尽量少搬动患儿，专人护理。

（2）急性期给予流质饮食，少量多餐剧烈腹泻、呕吐者应禁食、多饮水。

（3）加强口腔、皮肤及会阴部护理，防止肛周及会阴部皮肤破损。

2. 对症护理

确诊患儿与疑似患儿应分室隔离，接触隔离至症状消失后6天、隔日大便培养连续3次阴性。进入病房穿防护服、鞋套，戴帽子和防护口罩。呕吐物、排泄物用含氯消毒剂消毒后方可倒入便池。

3. 病情观察

迅速建立静脉通道,大量快速输液,必要时可建立两条静脉通道,及时评估脱水改善情况,防止因输液过快引起心衰、肺水肿。准确记录24 h出入量,监测电解质,维持水电解质酸碱平衡。出现休克、肾衰竭患者按相应护理常规护理。密切接触者应隔离观察5日、大便培养3次阴性,遵医嘱给予预防性用药。

4. 心理护理:向患儿及其家属解释发热,呕吐,腹痛、腹泻等发生的原因,介绍主要治疗措施及效果,以消除其焦虑、恐惧心理。

5. 健康教育

(1)霍乱属甲类传染病,须对患儿及接触者实行强制隔离。需要做好患儿及其密切接触者的思想工作,服从隔离治疗,并告知其霍乱的预防知识。

(2)养成良好的卫生习惯,勤洗手。加强饮食卫生,防止病从口入。

(3)做好环境卫生,加强水源、粪便管理,消灭苍蝇。

七、伤寒

伤寒(typhoid)是由伤寒杆菌引起的急性消化道传染病,主要表现为持续高热、全身中毒症状、玫瑰疹、肝脾大、白细胞减少和相对缓脉。严重者可出现肠出血、肠穿孔等并发症。多见于夏秋季节。

传染源是患儿和慢性带菌者。细菌从粪便中排出,排菌从潜伏期末开始,病程2～4周内传染性最强,恢复期后2周内约半数仍排菌,2%～5%患儿可持续排菌达3个月以上(慢性带菌者)。主要通过粪便污染的水源和食物而传播,也可因密切接触或通过苍蝇蟑螂污染食物传播。人群普遍易感,以青壮年为主,各年龄儿童均可感染,1岁以下患病较少,新生儿罕见,感染后可获得终生免疫。

(一)临床表现

潜伏期平均7~14天,起病较急。体温逐渐升高,第5天左右达高峰(39~41℃),持续不退,一般持续10~14天;并有畏寒、头痛、食欲减退呕吐、腹痛、腹胀等。婴儿常有腹泻,或见于起病时,或贯穿于全病程。脉搏增快,但与体温升高不成比例(相对缓脉),仅见于年龄较大的儿童。约半数患儿出现呼吸道感染症状,患儿有脾大或肝脾大。少数患儿在腹部、胸腰和背部出现玫瑰疹,偶见丘疹瘀点或荨麻疹。儿童大多病情较轻,病程较短,总病程2~4周。本病常见的并发症有:伤寒肝炎、肾损害、肠出血肠穿孔、心肌炎及胆道感染或胆囊穿孔等。

(二)护理评估

1. 健康史

评估患儿是否在伤寒流行地区、是否流行季节、有无伤寒患儿接触史,了解有无持续发热、热型、热度,有无玫瑰疹、肝脾大等。

2. 身体状况

监测体温、脉搏、呼吸、血压、大小便等,了解患儿腹泻的次数,大便的颜色,性状及量,观察有无脱水,高热的症状。

3. 心理—社会状况

(1)了解实验室检查如血常规、肥达反应、血培养、大便培养及其他检查结果。

（2）评估患儿及家长对本病相关知识的了解程度及对护理的需求。

（三）护理问题

1. 体温过高：与感染有关。

2. 水电解质平衡紊乱：与腹泻呕吐有关。

3. 营养失调（低于机体需要量）：与腹泻呕吐进食减少有关。

（四）护理措施

1. 一般护理

（1）休息：卧床休息至体温恢复正常、临床症状消失为止。在药物应用情况下，热退后也应至少休息2周。合并并发症者应延长卧床时间。

（2）饮食护理：根据患儿的年龄、消化能力、食欲腹部情况及大便情况，随时调整饮食。一般以少渣不产气、不刺激、易消化的半流质饮食为主，少食多餐。高热时予以米汤、藕粉、豆浆等流质饮食；腹泻时不任意多给食物，先注意水、盐供给；腹胀者应减少牛奶和糖类食物；疑似肠出血或肠穿孔时应禁食，予以肠外营养。根据病情逐渐过渡恢复饮食。保证液体量的摄入，维持水、电解质和酸碱平衡。

2. 病情观察

观察患儿的生命体征，尤其是体温、脉搏或心率，观察有无惊厥、呼吸道症状、消化道症状等，皮疹的特点、部位等。观察大便的颜色、性状、量，腹痛的性质、部位及伴随症状。及时发现并发症并予以相应处理。

（1）肠出血：多见于病程第2～3周和5岁以上儿童，出血前常表现为腹泻、脉搏增快，同时大便潜血等，甚至出现大量出血、休克等。某些患儿表现为体温突然下降伴冷汗。

（2）肠穿孔：多见于病程第3周，5岁以上儿童。穿孔前常呕吐、腹泻、极度腹胀，穿孔时突然右下腹腹痛，一般情况剧变，体温下降、脉率增快、焦躁、眼窝下陷，烦躁不安或神志不清，右下腹触痛、肌紧张，肝浊音界消失等。X线片示腹腔内有游离气体和肠腔内液平面。白细胞数增高，中性粒细胞增高。

（3）心肌炎、肝炎和肾损害。

3. 对症护理

（1）高热的护理：观察患儿的体温变化、热型、热度和持续时间，高热时可予以物理降温如冰枕、额部冷敷等，也可遵医嘱适当应用退热剂，如对乙酰氨基酚等。保持皮肤和口腔的清洁，防止继发感染。

（2）消化道护理：观察患儿有无腹痛、腹泻或便秘，协助并指导留取大便标本，便秘患儿不可用泻药，可予以生理盐水低压灌肠，腹泻者应保持会阴部及肛周皮肤的清洁干燥。

4. 心理护理

向患儿解释发热，呕吐，腹痛、腹泻等发生的原因，介绍主要治疗措施及效果，以消除其焦虑、恐惧心理。

5. 预防感染的传播

（1）隔离患儿：对保育员、饮食从业人员、集体机构炊事员定期体检，早期发现并治疗、隔离带菌者患儿。采用消化道隔离，隔离应彻底。出院条件为临床症状消失后，抗生素停药1周后间隔5天大便培养连续2次阴性。恢复期带菌者防疫部门应加强随访观察、治疗。

（2）切断传播途径：对患儿的粪便、便器、食具、痰杯、衣服、被褥以及床单位等都应消毒。尽量饮用自来水,在无自来水的地区应注意保护水源,勿饮生水,加强粪便的管理。改善食品制作工艺,加强防蝇、灭蟑。教育孩子不吃生冷、不洁食物,养成良好卫生习惯,注意个人卫生。

(3)保护易感者:预防接种伤寒、副伤寒(甲、乙)菌苗是最有效的措施。

6. 健康教育

(1)介绍伤寒的预防控制措施。

(2)指导正确护理患儿,包括休息、降温、饮食、病情观察等。

(3)对患儿早诊断、早治疗、早隔离。流行季节、疫区可预防接种。

八、鼠疫

鼠疫(plague)是鼠疫杆菌所致,流行于啮齿动物中的自然疫源性传染病。传染性很强,属于我国法定甲类传染病。临床主要表现为发热中毒症状重、出血倾向、淋巴结肿痛及肺炎等。

多种啮齿动物是鼠疫杆菌的主要传染源和储存宿主,以黄鼠和旱獭最重要。肺鼠疫以患儿为主要传染源。鼠蚤——人是腺型鼠疫的主要传播方式,含菌飞沫经呼吸道传播是肺鼠疫的传播途径。人群普遍易感感染取决于人与动物鼠疫接触的机会,病后有持久免疫力。腺鼠疫多见于夏秋季,肺鼠疫多见于冬季。

(一)临床表现

1. 潜伏期:腺鼠疫2~6天;肺鼠疫短者1~2 h,长者

2～3天；曾预防接种者9～12天。

（1）轻型：不规则低热、全身症状轻微，局部淋巴结肿痛，偶可化脓，多见于流行初、末期及预防接种者。

（2）腺型：最多，常见于流行初期。起病急，寒战高热、头痛、乏力、全身酸痛，偶有恶心、呕吐、烦躁、皮肤瘀斑出血。蚤叮咬处淋巴结肿痛，2～4天达高峰，多见于腹股沟、腋下、颈部及下颌下，患儿常处于强迫体位，如不及时治疗，淋巴结迅速化脓、破溃，于3～4天内因严重毒血症继发肺炎或败血症死亡。

（3）肺型：多见于流行高峰。发展迅猛，全身中毒症状重，急起高热、数小时后出现胸痛、咳嗽咳痰，痰迅速由少量转为大量鲜红色血痰。发绀、呼吸困难迅速加重，肺部可闻湿啰音、呼吸音减弱，体征与症状不相称，多于2～3天死于心力衰竭或休克，临终前患儿高度发绀、皮肤呈黑紫色，故有"黑死病"之称。

（4）败血症型：发展极速，全身中毒症状、中枢神经系统症状、出血现象严重。迅速进入神志不清皮下及黏膜出血、呕血便血、休克和心力衰竭等于1～3天死亡。

2. 辅助检查：外周血白细胞总数及中性粒细胞增多，红细胞及血红蛋白减少，血小板可减少。取血、脓、痰、脑脊液、淋巴液送检分离细菌，也可进行血清学检测。

（二）护理评估

1. 评估是否疫区流行季等，评估患儿有无跳蚤叮咬或接触鼠疫患儿，有无发热、淋巴结肿大、皮肤化脓及破溃、全身中毒症状，出血倾向等；评估患儿有无咳嗽、咳痰及痰性质；有无发绀和呼吸困难，腹部体征。评估患儿的神志、血压等。

2. 了解实验室检查如血常规和病原学检查结果及其他相关并发症检查结果。

3. 评估患儿及家长心理状态. 对本病各项护理知识的了解程度及需求。

（三）护理措施

1. 一般护理

休息：急性期绝对卧床休息，体温降至正常、临床症状消失后逐渐活动。烦躁不安者遵医嘱适当镇静，保证休息。

2. 病情观察

（1）出血倾向：观察有无皮肤瘀点、皮下出血、黏膜出血等，注意有无咯血、呕血、便血等，遵医嘱止血，便血者暂禁食。

（2）呼吸系统症状：发绀和呼吸困难等，及时清除呼吸道分泌物。保持通畅，予以吸氧，呼吸衰竭者给予机械通气。

（3）休克的观察与处理：严格观察患儿的血压、尿量、皮肤颜色和温度，及时发现并纠正休克，遵医嘱扩容和应用血管活性药物等，注意保暖。

3. 对症护理：高热护理监测体温，高热者积极降温，按需补液，防止虚脱或脱水。

4. 心理护理：鼠疫病情进展迅速、中毒症状重、病死率高。应做好家属的沟通工作，及时尽力抢救，为患儿及家长提供各项支持，减轻患儿痛苦，取得理解与配合。

5. 预防感染传播：对疑似或确诊患儿即予以分别严密隔离，并于 2 h 内向卫生防疫机构报告，接触者检疫 6 天。肺鼠疫隔离至痰培 6 次阴性，腺鼠疫隔离至淋巴结肿大完全消散后再观察一周。病区严格执行防鼠、灭蚤措施；患儿的分泌物、排泄物和各种用物彻底消毒或焚毁,疫区封锁至少9天。进入疫区的工作人员应穿衣裤相连的隔离衣帽,戴口罩、护目镜、橡胶手套以及穿长筒靴。接触患儿或病鼠后预防性用药(四环素或链霉素)。目前虽已有儿童免疫制剂,但免疫效果欠理想,故接种对象为疫区、周围人群和防疫人员。

(四)健康教育

向大众宣传鼠疫的预防和控制措施,加强国际检疫,防止从国外传入,对确诊或疑似病例除隔离外应向卫生防疫部门报告(2 h内)。指导患儿及家长消毒隔离方法。

九、细菌性痢疾

细菌性痢疾简称菌痢,是由痢疾杆菌(志贺菌属为主)引起的肠道传染病。以直肠、乙状结肠的炎症及溃疡为主要变化。

(一)临床表现

腹痛、腹泻、里急后重和排黏液脓血便,可伴有发热及全身毒血症状,严重者可有感染性休克和(或)中毒性脑病。

(二)病情评估

1. 健康史

(1)是否为流行季节。近日有无不洁饮食史,家庭成员及密切接触者中有无腹泻患儿。

(2)慢性患儿有无饮食习惯改变现象,是否存在其他诱因。

2. 身体状况

（1）腹泻的次数、性质、数量，有无脓血便及里急后重感。

（2）有无体温升高，热型变化。有无腹痛，腹痛的时间、部位。

（3）生命体征及尿量的变化。

（4）重症患儿的精神、神志变化，有无休克及惊厥表现。血常规、大小便常规、大便培养检查结果。

3. 心理社会状况：患儿及家属对疾病的认知情况，是否了解疾病的治疗及预后。

（三）护理问题

（1）体温过高：与痢疾杆菌感染有关。

（2）腹泻：有痢疾杆菌致肠道病变有关。

（3）有体液不足的危险：与痢疾杆菌内毒素导致微循环障碍有关。

（4）潜在并发症：休克、脑疝、中枢性呼吸衰竭。

（四）护理目标

（1）患儿体温恢复正常。

（2）患儿大小便恢复正常。

（3）患儿体液充足，水电解质平衡。

（4）患儿未出现并发症。

（五）护理措施

1. 一般护理

（1）隔离：采取消化道隔离。隔离至症状消失，大便连续培养2次阴性。

（2）急性期卧床休息，恢复期逐渐增加活动量。中毒型菌痢患儿应绝对卧床休息,专人看护,安置患儿平卧或中凹卧位。

（3）饮食护理：严重腹泻伴呕吐时暂禁食水,遵医嘱静脉补充液体注意保暖。

（4）营养：待病情缓解能进食后,给予高热量、少渣、易消化流质或半流质饮食,少量多餐,忌生冷、多渣、油腻或刺激性食物。

2. 病情观察

（1）观察排便次数、性状、量,有无里急后重;注意有无脱水征象,记录24 h出入量。

（2）监测患儿生命体征、神志、尿量、瞳孔反射等;观察患儿有无休克征象、脑水肿及脑疝表现,一旦发现,应立即报告医师并配合抢救。

3. 对症护理

1. 一般护理

（1）腹痛剧烈者可用热水袋热敷,或遵医嘱使用阿托品或颠茄制剂。

（2）伴里急后重者嘱患儿排便时不要过度用力,以免脱肛;发生脱肛时可戴橡胶手套按摩,助其还纳。

（3）每次便后温水清洗肛周皮肤,防止糜烂、感染。惊厥者应注意安全,防止跌伤或舌咬伤,并保持病室安静,避免声光刺激。休克者应平卧,注意保暖,及时吸氧,记录24 h尿量。

2. 心理护理

向患儿解释腹痛、腹泻、里急后重等发生的原因,介绍主要治疗措施及效果,以消除其焦虑、恐惧心理。

3. 健康教育

（1）指导患儿避免饮食不当、腹部受凉及过度疲劳等诱发因素,嘱患儿加强锻炼,保持良好生活规律,复发时及时就诊。

（2）指导患儿遵医嘱服药,争取在急性期彻底治愈。

（3）向患儿、家属讲解致病因素和预防措施,饭前便后洗手的必要性,介绍家庭隔离措施。

（4）从事饮食业、托幼工作和自来水业工人应定期进行粪便培养,发现带菌者调离岗位,彻底治疗。

十、白喉

白喉（diphtheria）是由白喉棒状杆菌所引起的一种急性呼吸道传染病,其临床特征为咽、喉及鼻等处假膜形成,并引起全身中毒症状,严重者可并发心肌炎和周围神经麻痹。我国将本病纳入乙类法定传染病管理。

（一）临床表现

潜伏期1～7天,多为2～4天。根据感染部位,患儿免疫状况以及毒素产量和是否入血,临床有下列不同类型。成人和年长儿童以咽白喉居多,其他类型的白喉较多见于幼儿。

1. 咽白喉：病灶局限于扁桃体及咽部周围组织,为临床最常见类型。

（1）普通型：起病缓慢,全身症状轻,扁桃体明显肿大（中度）,有点状灰白色假膜形成,一般无并发症。

（2）轻型：发热和全身症状轻微,扁桃体稍红肿,其上有点状或小片状假膜,流行期间此型多见,易漏诊和误诊。

（3）重型：全身中毒症状严重常有高热,极度乏力,面色苍白、恶心、呕吐及畏食等。吞咽时咽部疼痛加重,假膜迅速扩大,由扁桃体延至悬雍垂、咽后壁、鼻咽部及喉部,甚至口腔黏膜。大多伴有中毒性心肌炎和外周神经麻痹。

(4)危重型:迅速出现毒血症症状且不断加重。假膜范围广泛,多呈黑色。扁桃体和咽部高度肿胀,有时阻塞咽部引起吞咽及呼吸困难。高热或体温不升、烦躁不安、呼吸急促、面色苍白或发绀、血压下降或休克。病程中可出现心脏扩大、心律失常及心力衰竭,亦有出血和血小板降低等危重表现,预后凶险。

2. 喉白喉:多为咽白喉向下蔓延所致。多见1～3岁婴幼儿。全身中毒症状不重,而以喉部症状及喉梗阻为主要表现。特征性表现为"犬吠样"咳嗽,声嘶或失声,呼吸急促,吸气性呼吸困难进行性加重,常因窒息缺氧而死亡。

3. 鼻白喉:多见于婴幼儿,为咽白喉扩展而来。可有张口呼吸和喂养困难等。局部表现顽固性鼻塞,浆液性或血性流涕,鼻前庭或中隔黏膜可见灰白色假膜。

4. 其他部位白喉:可发生于眼结膜、外耳道、女婴外阴部、婴儿脐部、皮肤创伤及手术伤口等部位,为原发感染或继发于咽白喉。

(二)病情评估

1. 健康史

(1)一般情况:询问患儿的年龄,有无白喉的接触史及接触方式,出生后3个月有无接种百白破三联疫苗。

2. 身体状况

(1)生命体征:监测生命体征。

(2)评估患儿气道是否通畅,是否有喉梗阻的迹象。

(3)有无气促、心率增快,有无心肌炎或多发性神经炎发生。

3. 心理—社会状况

（1）患儿及其家长对疾病的心理反应及应对方式，对疾病的防治是否有积极的态度。

（2）患儿家庭的居住环境、卫生习惯等，家庭及社区对疾病的认知程度、防治态度。

（三）护理问题

1. 体温过高：与毒血症有关。

2. 有窒息的可能：与假膜脱落有关。

3. 气体交换受损：与咽部假膜有关。

4. 潜在并发症：心肌炎、周围神经麻痹等。

5. 皮肤黏膜完整性受损：与白喉杆菌感染引起假膜有关。

（四）护理目标

1. 患儿体温能降至正常。

2. 患儿未出现窒息。

3. 患儿呼吸平稳。

4. 患儿未出现并发症。

5. 患儿皮肤黏膜保持完整。

（五）护理措施

1. 一般护理：给予患儿呼吸道传染病隔离，隔离至症状消失临床治愈。停用抗生素后隔日咽拭子培养，连续2次结果阴性者方可出院。接触者检疫7天，带菌者隔离7天。患儿鼻咽分泌物及所用物品应严格消毒。呼吸道分泌物用5%来苏或1%～2%苯酚水溶液，煮沸15 min；污染衣物或用具煮沸15 min，不能煮沸的物品用5%来苏浸泡1 h。

2. 病情观察：密切观察体温、脉搏、呼吸、血压、心率、心律及精神变化，监测心电图变化，预防中毒性心肌炎、周围神经麻痹、喉梗阻等并发症。一旦发现有并发症的先兆，及时报告医师和处理。

3. 对症护理：给予生活护理，做好口腔护理，给予高热量、富含维生素的流质或半流质饮食。绝对卧床休息，一般至少3周，有心肌炎者延至6周以上。按医嘱给药，尽早、足量注射抗毒素，注意药物的疗效和不良反应。

4. 心理护理：给予患儿及家长心理支持，积极应对和治疗疾病。

5. 健康教育

（1）交代家长及患儿绝对卧床休息至症状消失及心电图恢复正常。

（2）告知家长白喉的主要临床表现、治疗过程、常见并发症和预后，了解此病传染性强，认识隔离的重要性，积极配合治疗。

（3）指导易感人群正确接种疫苗。

第四节　真菌性疾病

一、假丝酵母菌病

假丝酵母菌病（candidiasis）是由假丝酵母菌属引起的真菌感染性疾病，是儿童最常见的真菌感染。假丝酵母菌属于机会致病真菌，当机体因各种原因抵抗力降低时方可致病，主要发生于黏膜和表皮，也可引起肺部等内脏侵袭性感染，甚至播散性感染。

（一）临床表现

假丝酵母菌病分为皮肤黏膜型和内脏型，可呈急性、亚急性或慢性。

1. 皮肤黏膜型：好发于新生儿和小婴儿，尤其是肥胖多汗者。在新生儿期肛周、臀部、外阴及腹股沟等尿布包裹区最易受损，其次为腋窝、颈前及下颌。以擦伤最常见，皮肤皱褶处可见皮肤潮红、糜烂，边界清楚，上有灰白色脱屑，周围见散在的红色丘疹、小水疱或脓疱。如患儿有免疫缺陷，皮肤可呈肉芽肿改变。播散型可见全身性粟粒疹。

黏膜受损以鹅口疮（thrush）最多见，在颊、齿龈、上腭黏膜表面出现白色乳凝块样物，不易擦去，强行剥削后可见鲜红色糜烂面，可有溢血。

出现呕吐、吞咽困难、声音嘶哑或呼吸困难。

2. 内脏型

（1）肺假丝酵母菌病：根据病情发展的不同，表现为支气管炎型和肺炎型。有发热，咳嗽，痰可呈黏稠胶冻样，有菌丝和细胞碎片组成，有时带血，可伴有喘息。假丝酵母菌肺炎起病不急骤，病程较长，能持续数月。

（2）消化道假丝酵母菌病：以食管和肠炎为常见，多系鹅口疮下行感染。

1）食管炎：表现为吞咽困难或疼痛，尤其有胸骨后烧灼感，可发生上消化道大出血。

2）肠炎：儿童假丝酵母菌肠炎较多见，排便次数多，粪便呈水样或豆渣样，多有泡沫或呈黄绿色，甚至有血便，可伴有腹胀，少有腹痛，可伴有低热及呕吐。

3）肝脾假丝酵母菌病：多为血性播散所致，主要表现为肝脾肿大。

（3）泌尿系假丝酵母菌病：假丝酵母菌可侵犯膀胱及肾脏，但很少有上行感染，肾脏感染多系血性播散所致。肾皮质和髓质均可发生感染，呈脓肿表现，继而坏死使肾功能受损。输尿管可有多发性结石及真菌球，重者导致输尿管阻塞，出现肾盂积水。

（4）假丝酵母菌血症和播散性感染：主要表现为长期发热，在原发病（白血病、恶性肿瘤等）的基础上体温增高，症状加重，全身状况恶化。假丝酵母菌播散时往往侵犯多个器官，常见心肌炎、心内膜炎、心包炎、肾小球脓肿、脑膜炎、骨髓炎、眼炎和肺炎等。假丝酵母菌心内膜炎的赘生物较大且易发生栓塞，亦可经血行播散引起脑膜炎、脑脓肿，病死率高。假丝酵母菌脑膜炎患儿脑膜刺激征阳性，但视神经乳头水肿和颅内压升高可不明显，脑脊液中淋巴细胞增多，蛋白增高，糖降低，易发现假丝酵母菌。

（二）病情评估

1. 健康史

（1）询问患儿是否患有慢性疾病、原发性免疫缺陷疾病，是否长期使用广谱抗生素或者糖皮质激素，是否有严重的病毒感染性疾病，是否有各种导管的植入等。

（2）患儿是否为早产儿及低体重患儿。

2. 身体状况

（1）生命体征：血压、脉搏、呼吸、体温及意识的情况；有无高热、咳嗽、腹泻、腹胀、腹痛及皮肤黏膜的改变。

（2）注意有无胸痛、痰中带血症状。

3. 心理—社会状况：由于病程长，极易复发，患儿需要坚持治疗，需关注患儿家庭的经济承受能力，患儿及家长对疾病的认知及了解程度，患儿及其家长对疾病的关注程度，对疾病的防治是否有积极的态度。

（三）护理问题

1. 体温过高：与感染有关。

2. 气体交换受损：与肺部感染有关。

3. 清理呼吸道无效：与肺部感染严重、咳嗽无力有关。

4. 皮肤完整性受损：与皮肤黏膜感染有关。

5. 疼痛：与食管、口腔黏膜糜烂、溃疡有关。

6. 营养失调（低于机体需要量）：与摄入不足有关。

7. 焦虑：与知识缺乏、担心疾病预后及治疗时间长有关。

（四）护理目标

1. 患儿体温恢复正常。

2. 患儿气道通畅，呼吸平稳。

3. 患儿身体不适感减轻或消除，身心舒适，活动正常。

4. 患儿住院期间能得到充足的营养。

5. 患儿及家长掌握疾病预防知识。

（五）护理措施

1. 环境与休息：保持室内空气新鲜，定时通风消毒，适宜温湿度，减少灰尘，避免污水存留。特别是针对重症监护病房的患儿，更是要加强对环境的监控，要进行分区管理，建立隔离病房，严格执行消毒隔离制度、无菌技术操作规程、探视制度及洗手制度等，减少交叉感染。对病房、仪器、管路等进行定期严格消毒。患儿要适当休息，注意勿过度疲劳；深部感染患儿要卧床休息。

2. 口腔护理：保持口腔清洁，可用2%碳酸氢钠溶液清洁口腔,新生儿鹅口疮可以用10万~20万U/mL制霉菌素鱼肝油混悬液局部涂抹。

3. 饮食护理:鼓励患儿进食高热量的蛋白质及富含维生素的温凉流质或半流质食物。因吞咽困难或疼痛不愿进食的患儿,要进行疼痛评估,疼痛严重者要及时通知医生并采取措施缓解疼痛,可管饲喂养或肠外营养,以保证能量及液体的供给,增强机体抵抗力。

4. 病情观察

(1)监测生命体征:如脉搏、呼吸、血压、体温的变化,此类患儿常有不同程度的发热,对体温39℃以上者适当降温。当患儿出汗多时,及时给予更换被褥衣服,防止受凉。

(2)合并肺部感染者应观察咳嗽、咳痰情况及痰液颜色、性状。

(3)肠道感染者要观察大便的次数、颜色及性状;皮肤黏膜感染者要观察局部皮肤脱屑情况,发痒、疼痛是否减轻,黏膜溃疡是否愈合。

护士在观察病情中,如能注意深部真菌病的可疑迹象并及时报告,对本病的早期发现和治疗将起重要作用。

5. 对症护理

(1)咳嗽咳痰:观察痰液颜色、性状、及时留取痰培养标本送检;定时翻身拍背,利于排痰;对咳嗽无力患儿给予吸痰,有窒息危险患儿,应备好气管插管或气管切开急救物品。

(2)心慌气促:给予氧气吸入;协助患儿取半卧位休息。

(3)腹泻:观察大便颜色、性状,及时留取大便常规及培养标本送检;及时清洁臀部皮肤,保持臀部皮肤清洁干燥;及时更换内裤,婴幼儿及时更换尿布,尿布要选用吸水性强尿布,避免使用不透气塑料布或橡皮布;还可给予紫草油外擦肛周,防止臀部糜烂。

6. 用药护理

(1)配置药液时应注意药物、液体剂量准确,现配现用,配置两性霉素B尤其如此。

(2)两性霉素B肾毒性发生率高,对循环系统和神经系统也有毒性作用。应严格控制输液滴数,不能过快。输液时注意避光。同时应监测血电解质及肝肾功能。

(3)咪唑类:该药物口服时多有消化道反应,酮康唑及氟康唑口服时易导致肝功能损害,应注意监测肝肾功能。咪康唑静脉滴注可致过敏反应,严重者可致血栓性静脉炎,在输入该药时应特别注意观察输液局部血管,以及患儿是否有输液肢体疼痛等主诉。

7. 心理护理:假丝酵母菌治疗时间长,极易复发,患儿及家长的坚持很重要,护士要及时与患儿家长沟通,了解患儿及家长的心理动态,及时给予心理指导。而内脏假丝酵母菌病治疗时间长,费用高,不良反应大,加之多数患儿同时伴有慢性基础病,患儿及家长情绪波动较大,护士在完成治疗的同时,应随时掌握患儿及家长的心理活动及想法,及时给予心理疏导,有利于治疗的开展。

8. 健康教育

(1)患儿常为慢性全身性疾病患儿,需长期服药治疗或住院时间较长。当病情出现反复时,患儿及家长会有焦虑、烦躁情绪,对治疗没有信心,所以关心他们,多交谈、沟通思想,使其树立战胜疾病的信心,积极配合治疗尤为重要。

(2)保持口腔卫生;婴幼儿进食的餐具清洗干净后再蒸10~15 min;哺乳期的母亲在喂奶前应用温水清洗乳晕;而且应经常洗澡、换内衣、剪指甲,每次抱孩子时要先洗手；对于婴幼儿的被褥和玩具要定期拆洗、晾晒；宝宝的洗漱用具尽量和家长的分开，并定期消毒；保持会阴、臀部等的干燥。

（3）幼儿应经常进行一些户外活动，以增强机体的抵抗力。

（4）应在医生的指导下合理使用抗生素及糖皮质激素。

二、隐球菌病

隐球菌病（cryptococcosis）主要由新生隐球菌感染所致，除免疫抑制者外，部分健康人群亦可发生。隐球菌可以侵及人体任何组织和脏器，80%左右为中枢神经系统感染，其次为肺部和皮肤黏膜，亦可累及骨骼、关节和其他脏器。

（一）临床表现

1. 中枢神经系统型隐球菌病：大多表现为脑膜炎或脑膜脑炎，少数为单个或多个隐球菌肉芽肿。早期表现为头痛，开始间歇性，以后持续进行性加重；数周或数月后出现颅内高压征和脑膜刺激征，头痛剧烈至难以忍受。可出现精神症状（精神错乱、易激惹、定向力障碍和行为改变等），可有视神经受累（视物模糊、畏光流泪、视力下降，甚至失明）、听神经受累（听力下降、复视）和其他脑神经损伤；2/3以上病例有明显视乳头水肿。若不及时治疗，多于3～6个月病情恶化，出现偏瘫、失语、共济失调、抽搐、昏迷，甚至呼吸衰竭。少数病情进展迅速，可在数周内死亡。

2. 肺隐球菌病：大多数肺隐球菌病患儿，症状轻微，可有低热、全身疲倦和体重减轻的慢性消耗性症状，咳嗽、黏痰液和胸痛常见，但咯血少见。免疫缺陷患儿多呈爆发性或急性进展性和播散性感染。

3. 皮肤和黏膜隐球菌感染：原发性皮肤感染大多在发病前有外伤史。皮损表现为多种多样，常见为传染性软疣样带有脐凹的皮损。还可变现为溃疡、结节、脓疱、红斑、坏死及蜂窝织炎等。

4. 播散性或全身性隐球菌病：由非原发性病灶血性播散所引起，除了中枢神经系统外，几乎可波及全身所有部位，可至腹腔、脑膜、骨骼、皮肤及前列腺等部位，引起2个以上器官的隐球菌病，亦称播散性隐球菌病。

5. 其他部位隐球菌感染：隐球菌侵入骨关节及其他脏器如肾、肾上腺、肝和脾时，可出现相应的临床表现。

（二）病情评估

1. 健康史

（1）患儿是否存在免疫力低下，其居住环境、卫生习惯等。

（2）有无接触过鸽子、鸡等禽类，狗、牛、马等动物。

2. 身体状况

（1）注意患儿的体温、脉搏、呼吸、血压的变化及热型。

（2）有无皮肤的破损或感染的症状。

（3）患儿有无头痛、呕吐及脑膜刺激症状，有无意识障碍等。

3. 心理—社会状况：婴幼儿患隐球菌中枢感染的病死率和后遗症的发生率相对较高，所以要重视评估患儿及家长对疾病的了解及认知程度，对治疗、护理知识的掌握程度，对患儿健康的需求，是否产生焦虑及恐惧的心理状况。评估家庭对疾病治疗和护理的经济承受能力和社会的支持水平。

（三）护理问题

1. 体温过高：与隐球菌感染有关。

2. 疼痛：与颅内感染有关。

3. 营养失调（低于机体需要量）：与呕吐、摄入不足有关。

4. 潜在并发症：颅内压增高、脑疝。

5. 焦虑或恐惧：与知识缺乏、担心预后有关。

（四）护理目标

1. 患儿体温恢复正常。

2. 身体不适感减轻或消除，身心舒适，活动正常。

3. 患儿住院期间能得到充足的营养。

4. 患儿不发生并发症或并发症得到及时处理。

5. 患儿及家长了解和掌握疾病预防基本知识。

（五）护理措施

1. 隔离：本病应采用空气传播和接触传播的隔离与预防。

2. 休息与活动：患儿应绝对卧床休息，房间内注意通风，避免多次搬动患儿颈部或变换体位，并保持病室清洁、安静、光线适宜。注意患儿安全，如患儿有烦躁不安者，应注意保护，以免出现坠床、外伤等意外。

3. 饮食护理：应给予高热量、高蛋白质、高维生素的流质饮食。

4. 遵医嘱给予静脉营养支持，昏迷者给予鼻饲。

5. 病情观察

（1）生命体征和瞳孔变化：密切观察患儿体温、脉搏、呼吸、血压及意识的变化并做好记录。观察瞳孔是否等大等圆、对光反射情况等。

（2）颅内压增高：观察患儿是否出现剧烈头痛、喷射状呕吐、意识状态改变及烦躁不安等颅内压增高的表现，如有血压升高、瞳孔忽大忽小或两侧不等大，对光反应迟钝，呼吸节律不规则，是即将发生脑疝的征象。

6. 对症护理

（1）头痛：嘱其卧床休息，减少活动；遵医嘱使用20%甘露醇降低颅内压；个别剧烈疼痛者，遵医嘱使用镇痛药，使用镇痛药要遵循：尽可能口服给药；按时给药；按"三阶梯"镇痛原则给药；密切观察用药后的不良反应。

（2）发热：保持病室安静清洁、空气新鲜，维持病室温度为18～20℃、湿度50%～60%。高热患儿每4h测量体温1次，密切观察患儿热型，采取降温措施。退热出汗时应及时更换汗湿的衣裤，注意保暖，保持皮肤、床单、被褥的干燥清洁，及时记录降温效果。鼓励患儿多饮水，保证机体液量的需求，必要时静脉补液。

（3）呼吸困难：给予氧气吸入；保持呼吸道通畅；定时翻身拍背排痰。

（4）恶心、呕吐：观察呕吐次数，呕吐物性状、颜色及量等；遵医嘱给予止吐药物及脱水剂。

（5）口腔护理：每日早、晚用2%碳酸氢钠进行口腔护理，观察患儿口腔有无溃疡、有无真菌感染及出血点等；口腔护理时动作要轻柔，避免损伤黏膜和牙龈引起出血。

（6）皮肤护理：每天进行温水擦浴，以促进皮肤血液循环，定时给予翻身，保证床单元清洁、干燥、平整、衣物柔软，翻身时不拖拽、拉扯，防止皮肤破损。

7. 用药护理：临床首选两性霉素B治疗严重的深部真菌引起的内脏或全身感染，用药时应注意：

（1）两性霉素 B 在常温下易降低药效，应置于 4～10℃冰箱中保存，使用时现配现用。

（2）先用灭菌注射用水溶解后再加 5% 葡萄糖溶液中，勿用葡萄糖氯化钠溶液或生理盐水作为稀释剂，以免发生浑浊。

（3）滴速过快可增加不良反应，应控制在每分钟 20～25 滴。

（4）滴注时间过长可降低药物效价，最好使用输液泵维持输液恒定速度。

（5）两性霉素 B 遇光易失效，故应避光保存，滴注过程中用避光袋包裹输液瓶，选择避光输液器。

（6）密切观察药物的不良反应，在静脉滴注两性霉素 B 过程中，患儿可能会出现寒战、高热、头痛、恶心、呕吐、食欲缺乏等现象；临床常联合运用各种抗真菌药物，其不良反应主要是对心、肝、肾器官有损害，应密切观测其功能的变化。

8. 心理护理：由于隐球菌病多合并有免疫力低下的一些基础疾病，病程长，不良反应大，费用贵等，护士应根据患儿不同年龄，采取不同方式实施心理安慰、关心和爱护，并给予家长安慰，消除焦虑、恐惧心理。根据患儿及家长对疾病的接受程度介绍病情、治疗护理的目的和方法，使其主动配合，增强战胜疾病的信心。在出现药物不良反应时应给予及时处理，建立患儿及家属对医护人员的信任，以利于患儿康复。

9. 健康教育

（1）利用各种方式对患儿及家长宣传隐球菌病的预防知识，年龄幼小的患儿或有免疫缺陷疾病的患儿尽量避免接触禽类及小动物；有破损的伤口，应及时到医院就诊、处理,避免通过皮肤伤口感染。

（2）幼儿应经常进行一些户外活动,加强营养的摄入,以增强机体的抵抗力。

（3）对恢复期和有神经系统后遗症的患儿,应与家属一起根据患儿具体情况制订系统且行之有效的训练计划,指导家长具体的护理措施,促进患儿康复。

第五节　立克次体和螺旋体病

一、恙虫病

恙虫病(tsutsugamushi disease)又称丛林斑疹伤寒(scrub typhus),是由恙虫病东方体所引起的自然疫源性传染病。鼠类为主要传染源,通过恙螨幼虫叮咬为媒介传播。临床特点为急性起病、高热、恙螨幼虫叮咬处皮肤出现焦痂或溃疡、皮疹和肝脾及淋巴结肿大等。

（一）临床表现

恙虫病的临床表现复杂多样,轻重不一,轻者症状轻微,7～10天即可痊愈,重者有明显全身中毒症状及各脏器功能损害,严重者导致死亡。

1. 潜伏期：一般6～21天,常为10～14天。恙虫叮咬后3～4天发生早期溃疡,可在潜伏期出现。

2. 出疹期：多急骤起病,有寒战,高热,体温迅速上升到40℃,多呈弛张热,持续1～3周。较大儿童可诉剧烈头痛、眼部疼痛、耳鸣耳聋、腹痛和全身肌肉酸痛等症状,常伴有咳嗽。重者有神经系统症状,表现为谵妄、震颤、痉挛或昏迷等。

（1）皮疹：60%～70%患儿出现皮疹，在病程第4～6天，常为充血性的暗红色斑丘疹，少数呈出血性，不痒，直径0.2～0.5 cm，散发于躯干和四肢，面部很少，手掌和足底缺如。皮疹持续3～7天消退，可遗留少许色素沉着。皮疹仅见于部分患儿，轻症患儿可无皮疹。

（2）焦痂与溃疡：为恙虫病特有征象，具有诊断意义。98%～100%的患儿在恙螨叮咬处有焦痂或溃疡，全身各部位均可发生，多见于腋窝、腹股沟、会阴部及肛门周围等隐蔽、潮湿且有汗味的部位。焦痂呈圆形或椭圆形，大小不一，直径多为4～10 mm；焦黑色，边缘稍隆起，如堤围状，周围有红晕，如无继发感染，则不痛、不痒，也无渗液。痂皮脱落后，中央凹陷形成溃疡，基底部呈现淡红色肉芽创面。

（3）淋巴结肿大：焦痂附近的局部淋巴结明显肿大，可大如核桃，有压痛，可移动，不化脓，消退较慢。全身浅表淋巴结也可轻度肿大。

（4）肝大、脾肿大：部分患儿可有轻度的肝大、脾肿大，质软，可有轻微触痛。脾肿大较肝大又略为多见。

3. 恢复期：在病程的第3周开始进入恢复期，体温逐渐降至正常，症状及体征逐渐减轻或消失，焦痂趋于愈合。本病的自然病程为17～21天。

（二）病情评估

1. 健康史：评估患儿接触史、感染途径及分期。

2. 身体状况：评估患儿生命体征、皮肤情况、疼痛情况。

3. 心理—社会状况

（1）患儿及其家长对疾病的心理反应及应对方式，有无恐惧心理等，对疾病的防治是否有积极的态度。

（2）患儿家庭的居住环境、卫生习惯等，家庭及社区对疾病的认知程度、防治态度。

（三）护理问题

1. 体温过高：与恙虫病立克次体血症有关。

2. 组织完整性受损：与恙螨虫叮咬后导致焦痂形成、皮疹有关。

3. 焦虑：与缺乏本病的相关知识、担心预后有关。

4. 潜在并发症：中毒性心肌炎、中毒性肝炎、支气管肺炎、急性肾功能不全等。

（四）护理目标

1. 患儿体温降至正常。

2. 患儿症状及体征逐渐减轻或消失，焦痂愈合。

（五）护理措施

1. 隔离：在标准预防的基础上，还应采用生物媒介传播的隔离与预防。

2. 休息：发热期间应限制活动，严格卧床休息，减少机体消耗，预防并发症发生。给予生活协助。

3. 饮食：多数患儿突然起病，体温迅速上升，呈弛张热型或稽留热型，机体热量消耗大，若出现高热应进食高热量、高维生素的流质和半流质。进食困难者给予静脉营养支持，供给足量水分及营养。

4. 病情观察

（1）观察体温：该病可在1～2天体温上升至39～41℃或以上，呈弛张热或稽留热。观察发热的程度，记录发热的伴随症状：畏寒、寒战、大汗或盗汗；是否伴有结膜充血、淋巴结肿大；有无咳嗽、咳痰或恶心、呕吐、腹痛、腹泻等症状。

（2）神经系统改变：随时注意头痛的特点及神经症状，如谵妄、嗜睡、重听及昏迷等中枢神经系统症状，出现意识障碍时，严格卧床休息，躁动时加用床挡，防止坠床。剧烈头痛和严重神经症状遵医嘱给予镇痛药和镇静药。

（3）焦痂或溃疡：恙螨虫好侵袭人体潮湿气味较浓的部位，被叮咬皮肤局部充血水肿，形成小丘疹，继而形成小水疱，水疱中央坏死出血，形成圆形或椭圆形的边缘稍隆起、无疼痛、无痒感的黑色焦痂，多分布于腋下、腹股沟、生殖器周围，不易被人发现或患儿叙述病情时羞于描述，所以需要细心检查并观察；若无合并感染，可不做处理；若有感染，可用无菌生理盐水每日清洗患处，注意保持周围皮肤清洁、干燥，可穿着柔软吸水性好的棉质衣服，衣服每天更换、清洗、消毒，避免摩擦创面加重感染。

（4）皮疹：观察皮疹的位置及分布情况；观察皮疹的特征：大小、数目、颜色、形状、边缘与界限、表面情况等；观察患儿皮肤变化，有无新发皮疹；评估皮疹的性质与发展情况；评估皮疹的伴随症状。

（5）淋巴结肿大：绝大部分患儿会出现全身浅表淋巴结肿大，尤以邻近焦痂处的最为明显。一般大小如蚕豆或核桃，有痛感及压痛，可移动而无化脓倾向，每日观察肿大淋巴结的大小、分布、数量及消长情况，避免压、碰、挤压肿大淋巴结；肿大淋巴结可随病情好转而消退。

（6）呼吸系统改变：观察患儿呼吸频率、深浅、节律及伴随症状；观察呼吸困难的特点，是吸气性、呼气性呼吸困难还是混合性呼吸困难；与活动、体位的关系；昼、夜是否一样；是否伴有发热、胸痛、咳嗽、咳痰及咯血；监测患儿血氧饱和度,必要时可予以双侧鼻腔低流量持续吸氧。

(7)消化系统的改变:观察恶心、呕吐的程度,呕吐的时间,呕吐物的性质、量,呕吐物与进食的关系;给予流质或半流质、清淡易消化食物,禁烟酒和辛辣刺激性食物并观察大便性质颜色,及时发现有无消化道出血征兆。

(8)泌尿系统改变:观察患儿有无尿急、尿频、尿痛、颜面水肿现象,准确记录出入量,若出现少尿、多尿现象,及早通知医生,及时对症处理;注意血清电解质的变化情况,维持电解质平衡。

5. 对症处理

(1)降温:体温达到38.5℃,给予温水擦浴或冰袋物理降温,同时做好保暖工作,观察使用降温措施后的效果,出汗时及时更换衣裤,鼓励多饮水,大量出汗时及时补充液体,防止虚脱,注意保暖。有高热抽搐史患儿在物理降温同时给予镇静、止惊药物,并观察记录用药效果。

(2)保持皮肤清洁:焦痂及溃疡为本病特征之一,要注重患儿隐私处的清洁卫生,保持焦痂或溃疡周围皮肤的清洁、干燥,穿柔软吸水性好的棉质内衣,衣服每天更换、清洗、消毒;若有溃疡或感染可用生理盐水每日清洗患处;局部涂以抗生素软膏,必要时无菌纱布包扎,定时换药。嘱患儿不要抓挠皮疹部位。

(3)保持口腔清洁:持续高热,唾液分泌减少,维生素消耗增多,易引起口腔溃疡,指导患儿每日早晚用软毛牙刷刷牙,每日早晚和餐后用温水或3%碳酸氢钠漱口液含漱。密切观察患儿口腔内的情况,包括有无溃疡,舌苔的变化,有无真菌感染及出血点等,患儿不能刷牙时,予以口腔护理,动作要轻柔,避免损伤黏膜和牙龈出血。

(4)保持大便通畅:患儿发热时应卧床休息,活动减少,肠蠕动减慢,容易出现便秘,要密切观察患儿排便情况,嘱其日常饮食可多摄入水果,粗纤维食品,口服乳果糖,必要时予以开塞露或温盐水清洁灌肠。

6. 用药护理:遵医嘱使用氯霉素或四环素类药物。注意观察药物不良反应,如使用氯霉素时应观察血象变化,有无全血细胞减少或出血倾向等。

7. 健康教育:向患儿及家属讲解疾病的致病原因、传播途径。并说明该病在人与人之间不会传播,患儿不需要隔离,使患儿及家属解除顾虑,安心养病,配合治疗。

8. 预防

(1)控制传染源:主要是灭鼠。应采取综合措施,用各种捕鼠器与药物灭鼠相结合。患儿不必隔离,解除者不检疫。

(2)切断传播途径:关键是避免恙螨幼虫叮咬。不要在草地上坐卧,在野外工作时,必须扎紧衣袖口和裤脚口,并可涂上防虫剂,如邻苯二甲酸二苯酯或苯甲酸苄酯等。此外,应改善环境卫生,除杂草,消除恙螨滋生地,或在丛林草地喷洒杀虫剂消灭恙螨。

(3)保护易感人群:目前恙虫病疫苗尚处于实验研究阶段。

二、梅毒

梅毒(syphilis)是由梅毒螺旋体感染引起的全身性传染病。儿童梅毒可分为先天性梅毒(congenital syphilis)和获得性梅毒(acquired syphilis)2种,先天性梅毒又称胎传梅毒(prenatal syphilis),是梅毒螺旋体由母体经过胎盘进入胎儿血循环所致。先天性梅毒的发生率随着女性梅毒感染率的增加在不断增高。我国儿童梅毒以先天性梅毒为主,获得性梅毒少见。

(一)临床表现

1. 早期先天性梅毒(early congenital syphilis)在出生2年内出现症状,具有传染性,临床表现类似于获得性二期梅毒。

(1)全身症状:早产、低体重儿或小于胎龄儿发生率高;可出现营养障碍、消瘦、反应低下或易激惹、老人貌、发热及贫血。

(2)黏膜损害:最早出现梅毒性鼻炎,可见鼻前庭皮肤湿疹样溃疡、鼻黏膜肥厚、肿胀、有浆液性或脓血性分泌物或结痂,导致鼻腔狭窄,出现鼻塞、张口呼吸和哺乳困难。

(3)皮肤损害:常于生后2～3周出现,皮肤损害形态多种多样,可为斑疹、丘疹、斑丘疹、水疱、大疱或脓疱等,多见于口周、臀部、手掌及足趾,重者分布全身。发生于掌趾部的皮肤损害多表现为大疱或大片脱屑,称梅毒性大疱疮(syphilitic pemphigus)。口周或肛周病损呈放射状裂纹,可持续多年,愈合后遗留放射状瘢痕。

(4)骨损害:占20%～90%,表现为骨软骨炎、骨髓炎及骨膜炎等,受累肢体因疼痛而不愿活动,称parrot假性瘫痪(parrot pseudoparalysis)。若损及鼻软骨及鼻骨,日后导致鼻根下陷成马鞍鼻(saddle nose)。

(5)神经系统损害:早期较少见,多数神经梅毒患儿仅有脑脊液改变而无临床症状,偶有表现为脑膜炎、脑积水或脑神经麻痹者。

(6)内脏损害:常见肝大或伴脾大,可有黄疸;部分患儿可出现肺炎及肾小球肾炎等表现。

（7）淋巴结肿大：约50%患儿有全身淋巴结肿大，最有诊断意义的是滑车上淋巴结肿大。

2. 晚期先天性梅毒（late congenital syphilis）一般在2岁以后发病，类似于获得性三期梅毒。

（1）活动性损害：最常见的是间质性角膜炎，也可有神经性耳聋、双膝关节积液及鼻或颚部树胶肿（gumma，为深达皮下之硬结）等表现。

（2）标记性损害：为早期病变遗留痕迹，已无活动性病变，但有特征性，如口周放射状裂纹、哈钦森齿（Hutchinson tooth，牙切缘中央半月状短缺，牙体短而厚，牙间隙增宽）、桑葚齿、马鞍鼻、胸锁关节骨质肥厚征（Higoumenakis）及军刀胫（saber shin，胫骨前凸）等。

3. 隐性梅毒（latent syphilis）也称为潜伏梅毒，少数人感染后梅毒螺旋体在体内可长期隐伏，无临床症状，但血清反应阳性。2岁以内者为早期隐性先天性梅毒，大于2岁者为晚期隐性先天性梅毒。

4. 儿童获得性梅毒：少见，临床表现同成人基本相似。

（1）一期梅毒：硬下疳是特征性损害，儿童外生殖器的硬下疳较成人小，易被忽略。典型的硬下疳是螺旋体侵入部位出现红色小丘疹或硬结，然后糜烂，形成圆形或椭圆形浅溃疡，基底平坦，无脓液，表面附有类纤维蛋白薄膜，如稍挤捏，可有少量浆液性渗出物。硬下疳出现一周后，引流淋巴结肿大，其特点为不痛，不与周围组织粘连，不破溃。

（2）二期梅毒：以梅毒疹为特征，一般在硬下疳消退后相隔一段无症状期再发生。梅毒进入二期时，梅毒血清学试验几乎100%阳性。全身症状发生在皮疹出现前，有发热、头痛、骨关节酸痛、肝脾肿大及淋巴结肿大。

（3）三期梅毒：① 发生时间晚（感染后2～15年），病程长，如不治疗，可长达10～30年，甚至终生；② 症状复杂，可累及任何组织器官，包括皮肤、黏膜、骨、关节及各个内脏，较易侵犯神经系统；③ 常造成组织缺损，器官破坏，可致残疾，甚至危及生命。

（二）病情评估

1. 健康史：评估患儿年龄、接触史、感染途径及分型。

2. 身体状况：评估患儿生命体征、体重、营养状况、皮肤情况、疼痛情况。

3. 心理—社会状况

（1）患儿及其家长对疾病的心理反应及应对方式，有无羞耻、恐惧；负罪感、被社会抛弃心理、疑病心理等，对疾病的防治是否有积极的态度。

（2）患儿家庭的居住环境、卫生习惯等，家庭及社区对疾病的认知程度、防治态度。

（三）护理问题

1. 焦虑：与疾病病程长及社会舆论导致心理负担加重有关。

2. 皮肤完整性受损：与梅毒螺旋体病毒引起皮肤黏膜损伤有关。

3. 知识缺乏：缺乏对本病的了解。

4. 有感染的危险：梅毒螺旋体感染所致。

5. 营养缺乏：与各种并发症有关。

（四）护理目标

1.患儿情绪稳定，能积极配合治疗，家长能正确描述预防梅毒的有关知识。

2. 患儿无并发症发生。

（五）护理措施

1. 一般护理

（1）采用接触隔离的方式，为患儿安置病房，隔离治疗。

（2）休息：嘱患儿卧床休息。

（3）饮食：给予高营养、高维生素、易消化饮食，禁食刺激性食物。

2. 病情观察：首次驱梅治疗后是否有吉海反应。

3. 对症护理

（1）皮肤护理：评估黏膜及皮肤损害发生的部位、程度及伴随的症状，有无破溃。向患儿家属解释皮损发生的原因，剪短患儿指甲，避免患儿抓挠皮损部位，防止感染。皮疹脱屑或溃疡时，应保持皮肤黏膜清洁、干燥，勤换衣物。鼻腔分泌物过多时，可用生理盐水棉签湿润后轻轻拭去，保持鼻腔通畅。

（2）维持体温正常：监测体温变化，高热患儿每4 h测量体温1次，体温过高者，遵医嘱给予相应降温措施，并观察降温效果。退热出汗时应及时更换汗湿的衣裤，注意保暖，保持皮肤、床单、被褥的干燥清洁。

4. 心理护理：了解患儿家属的心理需求，根据其心理需求采取讲解、图片等措施消除焦虑。保护隐私、鼓励患儿积极治疗，减轻其精神压力。

5. 健康教育：告知家长梅毒的主要临床表现、治疗过程、常见并发症和预后，了解此病传播途径，认识隔离的重要性，积极配合治疗。告知早诊断、早治疗、治疗规范的意义。遵医嘱定期复查。

（1）隔离指导：做好血液、体液隔离。

（2）休息指导：患儿应卧床休息，症状明显好转后可逐渐增加活动量，生活作息规律。

（3）饮食指导：给予高热量和高蛋白、易消化饮食，少量多餐。

第六节　寄生虫病

一、阿米巴病

阿米巴病是溶组织内阿米巴感染所致。溶组织内阿米巴可侵犯人体任何组织，最常见侵入结肠引起肠阿米巴病，俗称阿米巴痢疾。也可侵入肠道外，引起肠外阿米巴病，以阿米巴性肝脓肿最多见。

（一）临床表现

潜伏期一般1～2周，根据有无症状分为无症状与有症状阿米巴病。根据溶组织内阿米巴侵犯部位进一步分为肠阿米巴病和肠外阿米巴病。

1. 无症状性阿米巴病或带虫者：患儿无任何临床症状，但粪便中可找到溶组织内阿米巴的包囊，是阿米巴病的重要传染源。

2. 有症状阿米巴病

（1）肠阿米巴病

1）急性肠阿米巴病：大多数起病缓慢，腹痛和腹泻是主要表现。每日腹泻10次左右，量中等，混有黏液及血液，呈酱红色，有腥臭。腹痛多为轻型，常位于下腹两侧。如病变累及直肠,可伴有里急后重,临床表现类似细菌性痢疾。全身症状多轻微,多无发热或低热。

2)慢性肠阿米巴病:可由急性转变而来,多与治疗不彻底有关。表现为长期不规则或间歇性腹泻,病程达数月甚至数年。可因饮食不当、疲劳或受伤寒等因素导致急性发作,发作时腹泻每日3～5次,大便呈糊状,带少量黏液和血液,伴有腹部不适,食欲缺乏,但症状较急性阿米巴轻。病程长者可出现贫血、乏力、营养不良和生长迟缓等。

3)爆发性阿米巴病,起病急,伴有高热、寒战、无力、面色苍白、精神萎靡、恶心、呕吐、腹胀、腹痛及明显腹部压痛,压痛部位不固定。常有里急后重,甚至大便失禁。大便呈水样、血水样或黏液样。肝脏轻度肿大伴压痛。可出现脱水、酸中毒甚至休克。易并发肠出血、肠穿孔及腹膜炎等,病死率高,但较少见。多发生于体弱及营养不良者。

(2)肠外阿米巴病:包括胸膜炎、心包炎、膈下脓肿、肺脓肿和脑脓肿等。以阿米巴肝脓肿最常见。脓肿好发于肝右叶顶部,大小不等,小者如粟粒,大者可达10 cm,可单个或多个。临床表现有肝大、肝区疼痛伴触痛、不规则发热及盗汗,少数可出现黄疸。慢性病例可有进行性消瘦、贫血及水肿等。最严重的是阿米巴脑脓肿,但极为少见。其他少见的有阿米巴皮肤感染及阿米巴阑尾炎。

(3)婴幼儿阿米巴病:起病急,全身中毒症状重,表现为高热甚至超高热、呕吐和抽搐等。腹泻症状往往不典型,粪便外观呈多样性,如胶冻样、黏液便或稀水样。

(二)病情评估

1.健康史

(1)一般情况:询问患儿的居住环境、卫生状况及饮食习惯。

（2）营养状况：进行初步营养评估，注意患儿的饮食习惯，是否存在营养不良等。

（3）既往史：既往健康状况，近期有无患其他急性传染病等。

2. 身体状况

（1）全身症状：了解患儿腹部情况，大便次数、量、颜色、气味及性状。

（2）辅助检查：血常规、粪便常规、血清学检查，结肠镜检查等。

3. 心理—社会状况

（1）患儿及其家长对疾病的心理反应及应对方式，对疾病的防治是否有积极的态度。

（2）患儿家庭的居住环境、卫生习惯等。

（三）护理问题

1. 腹泻：与阿米巴原虫所致肠道病变有关。

2. 疼痛（腹痛）：与肠道阿米巴感染有关。

3. 体温过高：与阿米巴原虫引起严重感染或并发症有关。

4. 潜在并发症：肠穿孔、肠出血、阑尾炎、阿米巴瘤等。

（四）护理目标

1. 患儿腹泻次数逐渐减少至停止，大便性状正常。

2. 患儿疼痛减轻或消失。

3. 患儿体温恢复正常。

4. 患儿未发生并发症或并发症得到及时发现和处理。

（五）护理措施

1. 一般护理：实行消化道隔离，急性期症状明显须卧床休息，减少消耗。

2. 病情观察：观察大便的次数、量、性状、气味；有无腹痛症状；对暴发型患儿要密切观察生命体征及有无水、电解质紊乱的表现；观察并发症，如有无肠出血、肠穿孔、肝脓肿等表现，发现异常及时报告医生。

3. 对症护理

（1）腹痛护理：评估疼痛的性质、部位、程度及伴随的症状，有无急腹症表现。向患儿解释疼痛的原因，必要时遵医嘱给以解痉镇痛等治疗。同时可进行腹部热敷以缓解疼痛等不适。

（2）腹泻：有腹泻症状时，给予流质饮食，避免粗纤维、刺激性、高糖食物。慢性期加强营养，避免刺激性食物。保持肛周皮肤清洁，便后用温水清洁肛周皮肤，保持衣物、床单的清洁干燥。

（3）高热护理：体温高于38.5℃以上者，应给予物理降温，必要时遵医嘱给予药物降温，鼓励患儿多饮水。退热出汗时应及时更换汗湿的衣裤，注意保暖，及时记录降温效果。高热期间加强口腔护理。

4. 用药护理：常用的药物为甲硝唑，注意观察患儿有无一过性白细胞减少或头昏、眩晕、共济失调等神经系统症状。

5. 心理护理：了解患儿家属的心理状况及需求，鼓励患儿表达自己的感受，对疾病知识、治疗措施等给予解释，树立起战胜疾病的信心。

6. 健康教育

（1）告知家长阿米巴病的主要临床表现、治疗过程、常见并发症和预后，传播途径、用药及不良反应等，使其积极配合治疗。

（2）指导患儿及家长腹泻时的休息、饮食、饮水等自我护理知识及粪便标本的注意事项。注意生活卫生，防止继发感染。

（3）告知患儿消化道隔离的注意事项，坚持用药，症状消失后连续3次粪便检查，滋养体或包囊阴性方可解除隔离。

（4）指导出院后每月复查粪便1次，连续3次。粪便标本采集的注意事项：及时采集新鲜大便标本，挑选脓血、黏液部分，立即送检；留取标本的容器应清洁，不能混有尿液及消毒液；天冷时，便盆应用温水冲洗，以防滋养体死亡；若服用油类、铋剂者，应停药3天后留取大便标本送检。镜检阴性时，需反复多次检查。

二、疟疾

疟疾是由疟原虫引起，经按蚊叮咬传播的一种寄生虫病。其临床特征为周期性发作寒战、高热、继之大汗，伴贫血与脾脏肿大。该病呈全世界分布，以热带及亚热带各国为主，目前仍然是危害儿童健康的重要寄生虫病之一。

（一）临床表现

潜伏期：间日疟为10～20天；恶性疟为9～16天；三日疟为14～25天；卵形疟为13～15天。

1. **典型疟疾**：临床发作呈周期性，发作周期与疟原虫在红细胞内期的裂体增殖周期有关。分为3个阶段：① 寒战期：突起寒战，面色苍白，唇指发绀，全身皮肤起鸡皮疙瘩。持续10～60 min。② 高热期：寒战逐渐停止后体温迅速上升，常高达40～41℃，伴全身酸痛、头痛、烦躁甚至谵妄、面色潮红、呼吸急促及脉搏有力。持续约1～8 h。③ 大汗期：体温骤降，大汗淋漓，皮肤变冷，脉搏变缓慢，乏力及嗜睡。持续约2～3 h。④ 发作周期和间歇期：间日疟与卵形疟隔日发作一次；三日疟原虫隔两天发作1次；恶性疟原虫发作不定时，且频发，无明显缓解期。间日疟、三日疟及卵形疟在两次典型发作之间都有明显的间歇期，此期无任何临床症状。⑤ 主要体征：常伴有不同程度贫血，尤其多见于恶性疟。70%～80%患儿伴有脾肿大，早期为轻度肿大，反复发作后可以明显肿大，质地变硬。肝脏轻度肿大。

2. 重症疟疾或凶险发作：主要发生于恶性疟，偶见于间日疟和三日疟。

（1）脑型疟疾：多见于免疫低下或延误治疗的儿童。是最严重的一种类型，主要由恶性疟原虫所致。表现为急性起病，高热、头痛、烦躁、谵妄、昏迷、惊厥及脑膜刺激征阳性。脑脊液除压力增高外，无明显改变。绝大多数病例经积极治疗可在4个月内完全恢复。一旦并发呼吸衰竭、心力衰竭、肺水肿、休克、肾衰竭及肝衰竭者，预后不良。

（2）超高热型：起病急，体温迅速上升至41℃以上，并持续不退。常伴有抽搐、谵妄、昏迷及大小便失禁，可在数小时内死亡。

（3）胃肠型：恶心、呕吐及频繁腹泻，类似急性胃肠炎，大便初为水样便，后带有黏液和脓血，可有里急后重和剧烈腹痛。仅以腹痛为主而无腹泻者，易误诊为急腹症。重症伴有体温下降、皮肤厥冷、少尿或无尿，甚至休克。

（4）其他重症疟疾：有急性肾功能不全型和肺水肿

型等。

3. 其他类型疟疾

（1）婴幼儿疟疾：病情较重，多为弛张热或持续高热，惊厥较多见，贫血严重，脾大明显，呼吸道及消化道症状往往较突出。多无寒战及大汗。容易复发。由于临床症状不典型，容易误诊。病死率较成人高。

（2）先天性疟疾：孕妇产前感染疟疾，新生儿于出生后5～6天发病，临床表现缺乏典型的周期性发作，仅有发热、呕吐及惊厥，易误诊为新生儿肺炎、败血症及颅内出血等。其发病率不高，但病情危重。

（3）输血后疟疾：潜伏期多为7～10天，与输入的原虫类型及受血者的易感性有关，恶性疟较短，三日疟较长。临床表现与蚊传疟疾相似。

（4）慢性疟疾：是多次重复感染或未经正规治疗的结果。临床表现为时发时停，没有规律，常伴有精神萎靡、肝脾肿大、轻度黄疸、重度贫血及全身水肿。可并发肾炎或肝硬化。

（二）病情评估

1. 健康史

（1）一般情况：询问患儿的居住地及环境，近期有无蚊虫叮咬。

（2）既往史：既往健康状况，近期有无患其他急性传染病等。

2. 身体状况

（1）生命体征：监测体温、脉搏、呼吸等，了解体温增高的程度，热型、热峰等。有无周期性寒战、高热、大量出汗等情况。

（2）全身症状：了解患儿有无头痛、全身酸痛、乏力、畏寒、皮肤干燥、烦躁不安、抽搐等情况。

（3）辅助检查：血常规、血液涂片、免疫学检查等。

3. 心理—社会状况：因周期性发作寒战、高热等致患儿烦躁不安，小儿常哭闹不止。护士应多关心患儿，并讲解疾病相关知识，以增强其对疾病的认知。

（三）护理问题

1. 体温过高：与疟原虫感染、大量致热源释放入血有关。

2. 疼痛：头痛、全身痛，与高热有关。

3. 潜在并发症：颅内压增高、惊厥发作、呼吸衰竭等。

（四）护理目标

1. 患儿体温恢复正常。

2. 患儿疼痛减轻或消失。

3. 患儿未发生并发症或并发症得到及时发现和处理。

（五）护理措施

1. 一般护理：急性期应保持患儿安静休息，减少消耗。寒战者可给予温热流质饮食，如糖水、果汁等；有呕吐，暂停进食，静脉补充液体；缓解期进食普食，给予高热量、高蛋白质、高维生素、含铁丰富的饮食。

2、病情观察：严密观察生命体征变化，尤其体温的监测，注意脑型疟的先兆，观察意识状态，有无头痛、呕吐、脑膜刺激征等症状体征；注意有无寒战、高热、腰痛、急性贫血与黄疸、尿的颜色及量的改变，警惕黑尿热的发生。

3. 对症护理

（1）寒战、高热：寒战时应注意保暖。发热期体温超过38.5℃给予物理降温,必要时遵医嘱给予药物降温。大量出汗后给予温水擦浴,及时更换衣服及床单,避免着凉,嘱患儿多饮水。及时记录降温效果。高热期间加强口腔护理。

(2)惊厥、昏迷:应注意保持呼吸道通畅,并按惊厥、昏迷常规护理。如发生脑水肿、呼吸衰竭时,协助医生进行抢救并做好相应护理。

(3)黑尿热应严格卧床休息直至症状消失。保证每日液体入量3 000~4 000 mL,不能饮用者需静脉输液,每日尿量不得少于1 500 mL。发生少尿或无尿等急性肾衰竭患者按急性肾衰竭护理,准确记录出入量,贫血严重者应备血、输血。

4. 用药护理:注意观察药物不良反应。有无食欲减退、恶心、呕吐、腹痛、心动过缓、心律失常与血压下降等症状。

5. 心理护理:正确评估患儿的负面情绪,通过建立良好的护患关系,从心理上减轻其焦虑、恐惧情绪。通过对疾病知识的宣教,让患儿及家长理解当病情得到控制,上述症状将有效缓解。根据患儿及家属的特点,做好心理疏导。

6. 健康教育

(1)告知家长防蚊、灭蚊的措施。

(2)介绍疟疾相关知识,如传染过程、主要症状、治疗过程、常见并发症和预后,用药及不良反应等,指导患儿坚持服药。

(3)强调抗复发治疗及预防性用药的重要性。

(4)避免劳累,定期随访,如有反复发作寒战、高热、大汗淋漓等症状,及时就诊。

三、弓形虫病

弓形虫病是由于刚地弓形虫感染引起的一种人兽共患病。呈世界性分布，多为隐性感染。弓形虫感染分为先天性和获得性感染，前者通过胎盘感染，引起流产、早产、胎死宫内或严重感染。获得性感染轻症仅有淋巴结肿大；重者引起严重的脑炎或肺炎。

（一）临床表现

1. 先天性弓形虫病：临床起病时间及病情严重程度与孕期受感染时间密切相关。孕期前3个月内感染，可致流产、早产、胎死宫内及各种畸形。孕后期感染，多在生后数月至数年出现眼和神经系统的损害。

（1）神经系统损害：表现为脑积水、脑瘫、脑钙化、小头畸形、癫痫、无脑儿、无颅骨、智力低下及认知障碍等。其中，脑钙化为其独特表现。

（2）眼部损害：表现为视网膜脉络膜炎、虹膜睫状体炎、无眼、单眼及小眼等，眼部病变多累及双眼。

（3）其他畸形：硬软腭裂、兔唇、无肛门、两性畸形、先天性心脏病等。

（4）其他表现：可有不规则发热、肺炎或支气管炎、肝脾肿大、水肿、黄疸、淋巴结肿大、心肌炎、呕吐、腹泻及皮疹等。

2. 获得性弓形虫病：病情与患儿免疫状态及弓形虫感染数量和毒力有关。

（1）免疫正常者感染：急性获得性感染大多表现为隐性感染。有症状者往往在病后1～3周出现单个或多个淋巴结肿大，肿大淋巴结无粘连、无红肿，质地较硬，有橡皮样触诊感。全身淋巴结均可受累,以头、颈部最多见。

(2) 免疫抑制者感染: 包括艾滋病、肿瘤、接受器官移植和免疫抑制治疗患儿。可引起弓形虫急性播散,导致视网膜脉络膜炎、脑膜脑炎、白内障、心肌炎、肺炎及肝炎等多脏器病变。艾滋病患儿中,有6%～10%可继发弓形虫病,以脑弓形虫病最常见,常呈暴发型起病而迅速死亡。

(二) 病情评估

1. 健康史

(1) 一般情况: 询问患儿的居住地及环境,饮食习惯,有无吃生食或半熟肉食的习惯,有无养宠物等。

(2) 既往史: 既往健康状况,近期有无患其他急性传染病等。

2. 身体状况

(1) 生命体征: 监测体温、脉搏、呼吸等,有无不规则发热。

(2) 全身症状: 了解患儿有无神经系统及眼部症状。有无高热、斑丘疹、肌痛、关节痛、头痛、呕吐、谵妄,并发脑炎、心肌炎、肺炎、肝炎、胃肠炎等全身症状。

(3) 辅助检查: 血常规及病原学检查等。

3. 心理—社会状况: 获得性弓形虫病及时治疗预后良好,先天性及脑部病变患儿预后不良,病死率一般在3%～12%,幸存者多有后遗症。观察患儿及家长对该病的认知、焦虑、恐惧等心理。

(三) 护理问题

1. 体温过高: 与弓形虫感染有关。
2. 认知障碍: 与神经系统损害有关。

3. 感知紊乱：与眼部损害有关。

（四）护理目标

1. 患儿体温恢复正常。

2. 患儿神经系统损害降低至最小或得以及时的改善。

3. 患儿未发生并发症或并发症得到及时发现和处理。

4. 患儿及家长掌握相关疾病知识，积极配合治疗护理。

（五）护理措施

1. 一般护理：急性期应保持患儿安静休息，减少消耗。寒战者可给予温热流质饮食，如糖水、果汁等；有呕吐，暂停进食，静脉补充液体；缓解期进食普食，给予高热量、高蛋白质、高维生素、含铁丰富的饮食。

2. 病情观察：严密观察患儿神经系统及眼部症状、生命体征变化。

3. 对症护理

（1）发热：体温高于38.5℃以上者，应给予物理降温，必要时遵医嘱给予药物降温，鼓励患儿多饮水。退热出汗时应及时更换汗湿的衣裤，注意保暖，及时记录降温效果。高热期间加强口腔护理。

（2）惊厥、昏迷：应注意保持呼吸道通畅，并按惊厥、昏迷常规护理。如发生脑水肿、呼吸衰竭时，协助医生进行抢救并做好相应护理。

4. 用药护理：注意观察药物不良反应。有无骨髓抑制，同时密切观察血象改变。

5. 心理护理：通过对疾病知识的宣教，让患儿及家长理解当病情得到控制，上述症状将有效缓解。根据患儿及家属的特点，做好心理疏导。

6. 健康教育

（1）告知患儿及家长避免生食和未煮熟的肉类食品。

（2）搞好环境卫生，做好水源粪便等的管理。

（3）注意个人卫生，接触肉类的手、菜板、刀具等，用肥皂水和清水冲洗。蔬菜在食用前要彻底清洗。

（4）优生优育，做好孕前、孕中检查。

四、蛔虫病

蛔虫病是由似蚓蛔线虫寄生于人体小肠内所引起的儿童最常见的寄生虫病。临床上可无症状，或出现反复发作的脐周腹痛和食欲缺失，重者可影响儿童的生长发育，因其有钻孔习性，可引起多种并发症。

（一）临床表现

潜伏期8周左右。大多数蛔虫感染无症状，称蛔虫感染者。中到重度感染出现临床症状者称蛔虫病。

1. 肠蛔虫病：表现为非特异性胃肠道症状，如反复脐周间歇性腹痛，无压痛及腹肌紧张，可有畏食、恶心、呕吐、腹泻或便秘和荨麻疹。有时有夜惊、磨牙和异食癖。成虫在某些情况（如发热、疾病、麻醉时）和一些驱虫药的刺激下也可引起移行症。

2. 幼虫移行症：短期内生食了含有大量虫卵的蔬菜或瓜果者，经7～9天出现全身及肺部症状，如低热、乏力，少数伴荨麻疹或皮疹。咽部异物感，阵咳，常呈哮喘样发作，少痰，偶尔痰中带血丝，肺部闻及干啰音，持续7～10天逐渐缓解。

（二）病情评估

1. 健康史

（1）一般情况：询问患儿的居住地及环境，饮食习惯，个人卫生习惯。

（2）既往史：既往健康状况，近期有无患其他急性传染病等。

2. 身体状况

（1）生命体征：监测体温、脉搏、呼吸、血压等情况等，有无发热。

（2）全身症状：了解患儿腹部疼痛的情况，有无反复脐周间歇性腹痛、压痛及腹肌紧张等情况，评估患儿有无恶心、呕吐、腹泻、便秘、夜惊、磨牙、异食癖、荨麻疹等症状。

（3）辅助检查：粪便图片找蛔虫卵、血常规检查、胸、腹部X线检查等。

3. 心理—社会状况：观察患儿及家长对疾病的认知、焦虑、恐惧等心理状况。向患儿及家长讲解疾病的相关知识。通过对疾病知识的宣教，让患儿及家长理解当病情得到控制，上述症状将有效缓解。根据患儿及家属的特点，做好心理疏导。

（三）护理问题

1. 疼痛：与蛔虫寄生于体内引起各器官病变有关。

2. 营养失调（低于机体需要量）：与蛔虫吸收肠腔内食物及妨碍正常消化吸收有关。

3. 潜在并发症：胆道蛔虫病、蛔虫性肠梗阻、肠穿孔、腹膜炎等。

4. 知识缺乏：患儿及家长缺乏蛔虫病的有关预防及治

疗知识。

（四）护理目标

1. 患儿疼痛减轻或消失。

2. 患儿营养状况稳定，表现为体重无明显下降。

（五）护理措施

1. 减轻疼痛

（1）密切观察腹痛的性质、部位、程度、发作时间及伴随症状，有无压痛及肌紧张。没有急腹症表现时，根据患儿需要，可局部按揉或俯卧位用软枕垫压腹部以缓解疼痛。

（2）遵医嘱使用解痉镇痛药，注意观察疗效。

2. 改善营养状况

（1）评估患儿的饮食习惯，给予营养丰富且易消化的饮食，根据患儿喜好制作食物，经常变换食物种类，以增进食欲。

（2）遵医嘱使用驱虫药，指导患儿正确服用药物，观察药物疗效及不良反应，观察大便有无虫体排出，必要时遵医嘱给予静脉补液，以纠正水、电解质及酸碱平衡紊乱。

3. 病情观察：密切观察病情变化注意观察患儿生命体征及临床症状的变化，预防并及时发现并发症的发生。如患儿表现为突起剑突下偏右侧剧烈绞痛，屈体弯腰，伴恶心呕吐，应警惕胆道蛔虫病的发生，及时报告并遵医嘱给予镇痛、解痉、驱虫等治疗，必要时进行术前准备。如患儿突然出现脐周或右下腹阵发性剧痛，呕吐出食物、胆汁甚至蛔虫，应注意是否发生肠梗阻，遵医嘱给予禁食、胃肠减压、解痉、止痛等处理，完全性肠梗阻时积极行术前准备。如患儿有肠穿孔及腹膜炎的表现，应及时通知医师并及早进行术前准备。

4. 健康教育

（1）向患儿及家长讲解疾病的防治知识，指导注意饮食卫生及环境卫生，培养儿童良好的个人卫生习惯，不随地大小便，饭前便后洗手，不吸吮手指，不生食未洗净的瓜果、蔬菜，不饮生水等。

（2）指导家长做好粪便管理，消灭传染源。

（3）指导患儿定期随访，首次服药3～6个月后宜再次服药，以防重复感染。

第七节　常见危重症疾病

一、急性中毒

毒物突然进入人体体内，损害机体组织器官，并在组织器官内发生作用，扰乱或破坏机体正常的生理功能，使其发生病理的变化，迅速引起症状甚至危及生命称急性中毒。

（一）临床表现

1. 皮肤黏膜

（1）皮肤灼伤：主要见于强酸、强碱、甲醛、苯酚、来苏儿等引起的腐蚀性损害，如糜烂、溃疡、痂皮等，但不同的毒物呈现不同的特征，如皮肤在硫酸灼伤后呈黑色、硝酸灼伤后呈黄色、盐酸灼伤后呈棕色、过氧乙酸灼伤后呈无色等。

（2）发绀：引起血液氧合蛋白不足的毒物中毒后可出现发绀，如亚硝酸盐、苯胺、麻醉药等中毒。

（3）樱桃红色：见于一氧化碳、氰化物中毒。

（4）黄疸：四氯化碳、鱼胆、毒蕈中毒损害肝脏可出现黄疸。

（5）大汗、潮湿：常见于有机磷中毒。

2. 眼

（1）瞳孔缩小：见于有机磷、毒扁豆碱、毒蕈、吗啡等中毒。

（2）瞳孔扩大：见于阿托品、曼陀罗等中毒。

（3）视力障碍：见于甲醛、有机磷、苯丙胺等中毒。

3. 呼吸系统

（1）刺激症状：表现为咳嗽、胸痛、呼吸困难，重者可出现喉头水肿、喉痉挛、肺水肿、急性呼吸窘迫甚至呼吸衰竭等。

（2）呼吸气味：有机溶剂挥发性强常伴特殊气味，如乙醇中毒呼出气有酒味，有机磷杀虫药有大蒜味，氰化物有苦杏仁味。

（3）呼吸加快或深大：引起酸中毒的化学物质如水杨酸、甲醇等可兴奋呼吸中枢，中毒后呼吸加快。

（4）呼吸减慢：镇静催眠药、吗啡等中毒，可过度抑制呼吸中枢，使呼吸减慢。

4. 循环系统

（1）心律失常：心动过速、心动过缓。

（2）心脏毒性：洋地黄、奎尼丁。

（3）缺氧：窒息性毒物。

5. 消化系统

（1）胃肠道症状：呕吐、腹泻。

（2）口腔炎。

（3）肝脏受损。

6. 神经系统：昏迷、谵妄、肌纤维颤动、惊厥、瘫痪、精神异常。

7. 泌尿系统：低钾血症、肾小管坏死、肾小管堵塞。

8. 血液系统：溶血性贫血、再生障碍性贫血、出血、凝血障碍。

9. 发热。

（二）病情评估

1. 健康史：一般情况询问患儿的年龄，中毒史、中毒时间、中毒途径、毒物种类。

2. 身体状况

（1）监测体温、脉搏、呼吸、血压、血氧饱和度、皮肤色泽、瞳孔、尿量等。

（2）了解有无意识障碍、呕吐、腹泻、腹痛、心悸、胸闷、心律失常、凝血障碍、咳嗽、声嘶、皮肤灼伤、呼吸有无特殊气味等。

3. 心理—社会状况：患儿及其家长对中毒的了解程度及中毒后的心理反应。

（三）护理问题

1. 皮肤完整性受损：与毒物腐蚀有关。

2. 意识障碍：与毒物侵犯神经系统有关。

3. 气体交换受损：与毒物致喉头水肿、肺水肿有关。

4. 窒息：与呕吐有关。

5. 出血：与凝血障碍有关。

（四）护理目标

1. 基本生命体征平稳。

2. 无严重并发症。

（五）护理措施

1. 护理措施

（1）保持呼吸道通畅，及时清除呼吸道分泌物，根据患儿给予氧气吸入、必要时气管插管，心电监护，开放静脉通路。

（2）吸入中毒者，立即将患儿置于空气新鲜、通风良好的地方，保持呼吸道通畅；接触中毒者立即脱去污染衣物，以大量温水彻底冲洗皮肤。避免用热水，以防促进毒物吸收；眼部毒物污染立即用清水或生理盐水冲洗。

（3）口服中毒者：① 催吐：清醒、能配合及胃内尚有毒物留存的患儿。② 洗胃：尽早进行，严格掌握洗胃的适应证及禁忌证，洗胃过程观察患儿生命体征，记录胃液颜色、量。③ 防止并发症：心搏骤停、窒息、胃穿孔、吸入性肺炎、低钾血症。

2. 病情观察

（1）密切观察患者神志、瞳孔、体温、脉搏、呼吸、血压、心率、血氧饱和度等生命体征的变化，及时发现呼吸频率、节律变化，及时处理各种心律失常。

（2）密切观察皮肤色泽、湿润度、弹性的变化，如有皮肤溃疡、破损时应及时处理，防止感染。

（3）详细记录出入量。

（4）注意监测电解质、血糖、肝肾功能、血气分析结果，以便及时对症处理。

3. 一般护理

（1）加强生活护理，昏迷患者保持呼吸道通畅，做好皮肤护理，预防压疮发生。

（2）口腔护理：吞服腐蚀性毒物者应特别注意其口腔

护理,密切观察患者口腔黏膜的变化。

（3）采集剩余毒物、药物、呕吐物及胃内容物、血、尿等可疑物品送检。

4. 按照患儿所患传染病传播途径进行隔离,采取正确的防护措施;指导家属做好消毒隔离工作,避免交叉感染。

5. 心理护理:细致评估患儿的心理状况,尤其对服毒自杀者,做好患儿及家属思想工作,防范患儿再次自杀。

6. 健康教育

（1）加强防毒宣传及毒品管理。

（2）不吃有毒或变质的食品:食入性中毒患儿应暂缓饮食,以后酌情给予流质或半流质饮食。

（3）对于误服中毒的患儿消除精神紧张、恐惧及怨恨心理。保持开朗的性格,遇事沉着冷静。对于自己服毒的患儿,鼓励患儿认识自身价值。劝慰患儿遇有较大精神压力时设法释放,如向亲人、朋友倾诉等。

（4）对清醒而有自杀企图的患儿加强看护,并得到家属的配合;告诫家属及患儿对家里有腐蚀性制剂、农药的容器贴上明确标记并存放于安全处,以防再次误服。

二、休克

休克是一种急性循环功能不全综合征。发生的主要原因是有效血循环量不足,引起全身组织和脏器血流灌注不良,导致组织缺血、缺氧、微循环瘀滞、代谢紊乱和脏器功能障碍等一系列病理生理改变。

（一）临床表现

1. 患儿神志可能尚保持清醒,但表情淡漠、意识模糊、嗜睡常见。

2. 手和足发冷、潮湿、皮肤常发绀和苍白；毛细血管充盈时间延长，严重者可出现大面积的网状花斑。

3. 除有心脏阻滞或心动过缓外，脉搏通常细速；有时只有股动脉或颈动脉可扪及搏动。

4. 呼吸增快和换气过度。

5. 血压降低或不能测得；口渴、尿量减少。

6. 感染性休克患儿常伴有发热，发热前伴有寒战。

（二）病情评估

1. 健康史：评估患者的既往病史、外伤史、中毒、感染等情况。

2. 身体状况

（1）患者神志、表情有无淡漠或烦躁。

（2）血压、脉搏、中心静脉压、尿量情况，休克时脉搏细速出现在血压下降之前。收缩压＜90 mmHg，脉压＜20 mmHg是休克存在的依据。

（3）皮肤湿冷、出汗、面色苍白或青紫。

（4）呼吸、脉搏情况。

（5）心理状态：患者及家属的紧张、焦虑、恐惧程度。

（三）护理问题

1. 意识障碍：与脑组织缺氧有关。

2. 有效循环血容量降低，组织低灌注：与有效循环血量减少有关。

3. 气体交换受损：与肺组织灌流量不足、肺水肿有关。

4. 有受伤的危险：与脑组织缺氧导致意识障碍有关。

5. 体温过高或过低：与感染有关。

6. 潜在并发症:多器官功能衰竭。

（四）护理目标

1. 神志清楚、体温、呼吸、心率、血氧饱和度、血压均恢复正常。

2. 面色红润,皮肤干燥、温暖,尿量增多。

（五）护理措施

1. 制动,采取平卧位或中凹卧位。保暖,保持呼吸道通畅;昏迷患者头偏向一侧;及时吸痰、吸氧,必要时气管插管或气管切开。

2. 止血,治疗原发性损伤;迅速建立多条静脉通路,快速补充血容量,合理安排输液顺序,纠酸扩容,记录24 h液体出入量及每小时尿量。

3. 密切监测意识、生命体征,皮肤温度及颜色、瞳孔等变化,特别是血压、心率、中心静脉压的情况。

4. 观察要点

（1）意识与瞳孔、毛细血管充盈时间。

（2）肢体温度与色泽、测血压。

（3）心率、脉搏。

（4）呼吸、SpO_2。

（5）尿量。

（6）体温及全身状况。

5. 治疗DIC,改善微循环。

6. 意识不清、躁动患儿增加床挡保护,防止坠床。昏迷患者做好口腔护理、皮肤及各种管道护理,营养支持。

7. 按照患儿所患传染病传播途径进行隔离,采取正确的防护措施;指导家属做好消毒隔离工作,避免交叉感染。

8. 心理护理：安慰患儿及家属，缓解紧张气氛，给予心理支持。

9. 健康教育：积极治疗原发病，一旦出现了呼吸困难、口唇发绀、出汗、四肢厥冷等症状及时就诊；指导患儿进食清淡、高维生素、营养丰富的饮食。

三、急性呼吸窘迫综合征

急性呼吸窘迫综合征(acute respiratory distress syndrome, ARDS)是指严重感染、创伤、休克等各种肺内、肺外疾病后出现的以肺泡—毛细血管损伤为主要表现的临床综合征。多种病因导致肺毛细血管通透性增高、肺水肿及透明膜形成，引起肺容积减少、肺顺应性降低等特点的一种急性进行性呼吸衰竭。其临床特征为呼吸频速和低氧血症。

(一)临床表现

可以有很大差别，取决于潜在疾病和受累器官的数目与类型，而不取决于正在发生的肺损伤所导致的表现。

1. ARDS多发病迅速，通常在受到发病因素攻击(如严重创伤、休克、败血症、误吸有毒气体或胃内容物)后12～48 h发病。一旦发病后，很难在短时间内缓解，因为修复肺损伤的病理改变通常需要1周以上的时间。

2. 呼吸窘迫是ARDS最常见的症状，主要表现为气急和呼吸次数增快。

3. 难以纠正的低氧血症、严重氧合功能障碍。

(二)病情评估

1. 健康史：询问既往咳、痰、喘等类似发作史与既往疾病。

2. 病因病史：有无休克、感染、误吸、氧中毒、代谢紊乱等病史。

3. 症状体征

（1）外伤、感染、中毒等疾病的相应症状。

（2）进行性呼吸窘迫、气促、发绀、焦虑、出汗等。

（3）呼吸深快、用力，双肺可闻及水泡音。

4. 心理—社会状况：患儿及家属对疾病的心理反应及应对方式，对疾病的防治是否有积极的态度。

（三）护理问题

1. 低效型呼吸形态：与急性肺损伤导致低氧血症有关。

2. 气体交换受损：与肺萎缩、通气/血流比例失调有关。

3. 有效循环血容量不足：与严重感染或外伤导致休克有关。

4. 潜在并发症：气压伤。

5. 潜在并发症：水、电解质平衡紊乱。

（四）护理目标

1. 呼吸困难症状缓解，呼吸频率、幅度、节律平稳。

2. 低氧血症得以纠正，常规吸氧能维持患儿正常血氧饱和度。

（五）护理措施

1. 紧急处理

（1）迅速纠正缺氧，高浓度氧疗有利于萎缩的肺泡扩张，使血氧饱和度升至较安全的低水平，神志清楚者可给予面罩吸氧，昏迷者行气管插管或气管切开，给予呼吸机辅助呼吸,重症ARDS患儿需要用呼吸末正压呼吸。

(2)控制液体量:限制入水量,控制输液。

(3)纠正微循环障碍。

(4)积极治疗原发病。

(5)呼吸、心搏骤停者实施心肺复苏术。

2. 保持呼吸道通畅。

3. 病情允许时采取坐卧位,有利于膈肌下降,胸廓扩张,增大通体量。

4. 观察生命体征变化,24 h出入量。密切观察有无并发症,及时通知医生处理。

5. 给予易消化、富含营养、高热量流质或半流质饮食。

6. 做好口腔护理,皮肤护理,注意更换体位,预防压疮。

7. 按照患儿所患传染病传播途径进行隔离,采取正确的防护措施;指导家属做好消毒隔离工作,避免交叉感染。

四、多器官功能障碍综合征

多器官功能障碍综合征(multiple organ dysfunction development station,MODS)是指在严重创伤、休克、感染等急性致病因素所致机体原发病基础上,24 h后相继引发2个或2个以上器官同时或序贯出现的可逆性功能障碍。

(一)临床表现和临床分期

见表3-1。

表3-1 多器官功能障碍综合征临床表现和临床分期

临床表现	1期	2期	3期	4期
一般情况	正常或轻度烦躁	急性病态,烦躁	一般情况差	濒死感
循环系统	需补充容量	容量依赖性高动力学	休克,心输出量下降,水肿	依赖血管活性药物维持血压,水肿,SvO_2升高
呼吸系统	轻度呼碱	呼吸急促,呼碱,低氧血症	ARDS,严重低氧血症	呼酸,气压伤,高碳酸血症
肾脏	少尿,利尿药有效	肌酐清除率降低,轻度氮质血症	氮质血症,有血液透析指征	少尿,透析时循环不稳定
胃肠道	胃肠道胀气	不能耐受食物	应激性溃疡,肠梗阻	腹泻,缺血性肠炎
肝脏	正常或轻度胆汁淤积	高胆红素血症,PT延长	临床黄疸	转氨酶升高,重度黄疸
代谢	高血糖,胰岛素需求增加	高分解代谢	代酸,血糖升高	骨骼肌萎缩,乳酸酸中毒
中枢神经系统	意识模糊	嗜睡	昏迷	昏迷
血液系统	正常或轻度异常	血小板减少,白细胞增多或减少	凝血功能异常	不能纠正的凝血功能障碍

（二）病情评估

1. 健康史：评估患者有无感染、创伤、大手术等引起MODS的病因，是否存在慢性疾病等易感MODS的危险因素。

2. 身体状况：监测神志、体温、呼吸、心率、血压、尿量等。

3. 心理—社会状况：患儿及家长对疾病的心理反应及应对方式，对疾病的防治是否有积极的态度。

（三）护理问题

1. 意识障碍：与中枢神经系统受累有关。

2. 有效循环血容量不足：与有效循环血量减少有关。

3. 凝血功能异常：与血小板计数进行性减少有关。

4. 气体交换受损：与缺氧导致呼吸中枢损害有关。

5. 体温过高：与感染有关。

（四）护理目标

积极、及时治疗后器官功能可望恢复到病前状态，不遗留并发症，不复发。

（五）护理措施

1. 护理措施：按各器官功能改变时的紧急抢救流程、抢救药物的剂量、用法、注意事项和各种抢救设备的操作方法，熟练配合医生进行抢救。呼吸功能障碍患儿要保持呼吸道通畅，必要时协助医生进行气管插管呼吸机支持通气。急性左心衰竭患儿立即予半卧位，吸氧，遵医嘱给予强心、利尿等药物治疗。

2. 常规护理

（1）严密监测患儿生命体征，密切观察疾病的发生、发展情况，及时发现病情变化，配合医生进行处理。

（2）保持各种留置管道通畅、妥善固定，防止脱落、堵管等。

（3）严密观察和记录患儿出入量。

（4）遵医嘱正确、合理用药，保证治疗措施有效进行。

（5）根据患儿病情提供合适的营养支持，改善营养状况。

（6）根据病情选择合适的体位，若无禁忌一般选择床头抬高30°～45°半卧位。早期开始物理治疗，争取早日自主活动。

（7）对烦躁、昏迷患儿应采取保护性措施，如约束、使用床栏等。

（8）加强与患儿交流沟通，消除其焦虑、恐惧等不良情绪，帮助患儿树立战胜疾病的信心；对患儿家属进行心理支持。

（9）保持室内温、湿度适宜和空气清新。

（10）加强基础护理，提高生活质量。

3. 病情观察：MODS患者器官功能改变早期常无特异性或典型表现，出现明显或典型症状时往往器官功能已受损严重，难以逆转。因此，早期识别MODS具有非常重要的临床意义。护士应熟悉MODS的诱因和发生、发展过程，掌握MODS器官功能变化各期的临床表现，做好生命体征和辅助检查的监测，积极协助医生早期发现病情变化，预防器官衰竭的发生。

4. 器官功能监测及护理：严密监测患者呼吸、循环、中枢神经系统、肝、肾胃肠及凝血系统功能。遵医嘱做好对各器官功能的支持和护理，评估患儿对各种器官功能支持和保护的效果，及时发现器官功能变化并配合医生采取相应的处理措施，尽可能维持或促进各器官功能的恢复，减少器官损害的数量和程度，从而降低病死率。

5. 感染预防与护理：MODS患儿免疫功能低下，机体抵抗力差，极易发生院内感染，因此，加强口腔护理、气道护理、尿路护理、静脉导管护理和皮肤护理等；严格执行无菌技术、手卫生、探视等院内感染管理制度；早期、正确采集血、尿、痰等标本进行细菌培养和药物敏感试验，为治疗提供依据；监测各辅助检查指标的变化，及时报告医生，尽早使用足量的抗生素抑制感染。

6. 按照患儿所患传染病传播途径进行隔离，采取正确的防护措施；指导家属做好消毒隔离工作，避免交叉感染。

7. 心理护理：MODS患儿存在严重的躯体和精神创伤，如疼痛、失眠、对残疾或死亡的恐惧、经济负担的压力等，需要医护人员给予心理和精神支撑，并应让患儿家属参与到治疗过程中，帮助患儿和家属度过疾病危重阶段并避免创伤后应激综合征的发生。

五、淹溺

淹溺又称溺水，指人淹没于水中，呼吸道被水、泥沙、杂草等杂质堵塞，或反射性喉头痉挛引起缺氧、窒息，肺泡失去通气、换气功能，使机体处于危急状态。

（一）临床表现

缺氧是淹溺者最重要的表现，可引起全身缺氧，导致呼吸、心搏骤停、脑水肿，肺部吸入污水可发生肺部感染。

1. 症状：淹溺患儿常表现为窒息、神志丧失、呼吸、心跳微弱或停止。肺部感染较为常见。

2. 体征：皮肤发绀，颜面肿胀，结膜充血，口鼻充满泡沫或污泥，常出现精神状态改变，烦躁不安，抽搐、昏迷和肌张力增加。呼吸表浅、急促或停止。肺部可闻及干湿性啰音，偶尔有哮鸣音。心律失常、心音微弱或消失。腹部膨隆，四肢厥冷。有时可伴头、颈部损伤。

（二）病情评估

1. 病史：向淹溺者的陪同人员详细了解淹溺发生的时间、地点和水源性质以及现场施救情况。

2. 症状体征

（1）生命体征、意识状态、呼吸道是否通畅、有无肺水肿。

（2）身体有无硬物撞伤、有无溺水后的伴随疾病。

3. 相关检查：肺部 X 线检查、血常规、电解质、血生化等。

4. 心理状况：患儿及家属的紧张、恐惧程度。

（三）护理问题

1. 不能维持自主呼吸：与淹溺、窒息、呼吸中枢受损有关。

2. 清理呼吸道无效：与昏迷、痰液无法排出有关。

3. 体温过高：与淹溺导致误吸及下丘脑体温调节中枢障碍有关。

4. 躯体移动障碍：与意识障碍，不能有目的的移动躯体有关。

5. 有皮肤完整性受损的危险：与长期卧床有关。

6. 便秘：与昏迷、肠蠕动减慢及饮食结构不合理有关。

（四）护理目标

1. 患儿神志清楚,呼吸、心率平稳。

2. 血、尿检查结果恢复正常,血气结果无酸中毒及低氧血症表现。

3. X线复查显示肺水肿征象好转或痊愈。

（五）护理措施

1. 护理措施

（1）迅速将患儿安置于抢救室内,换下湿衣裤,注意保暖。

（2）保持呼吸道通畅,给予高流量吸氧,根据情况配合气管插管并做好机械通气准备。

（3）建立静脉通路。

2. 输液护理:对淡水淹溺者,应严格控制输液速度,从小剂量、低速度开始,防止短时间内进入大量液体,加重血液稀释和肺水肿。对海水淹溺者出现血液浓缩症状的应及时按医嘱输入5%葡萄糖和血浆液体等,切忌输入生理盐水。

3. 复温护理:复温速度要求稳定、安全。复温的方法有:① 体表复温法:迅速降低体温者移入温暖环境,脱掉衣服、鞋袜,采取全身保暖措施。加盖棉被或毛毯,用热水袋(用垫子、衣服或毯子隔开,以防烫伤)放腋下及腹股沟,有条件者用电毯包裹躯体,用热辐射进行复温等,也可将冻伤者浸入40～42℃温浴盆中,水温自34～35℃开始,5～10 min后水温提高到42℃,待肛温升到34℃,患儿呼吸和心跳规则,停止加温。如患儿意识存在,可给予温热饮料,静脉滴注加温10%葡萄糖,有助于改善循环。② 中心复温法:低体温严重者,除体表复温外,也可采用中心复温法,如采用加温加湿给氧、加温静脉输液（43℃）等方法。有条件可采用体外循环血液加温和腹膜透析。

4. 密切观察病情变化：密切观察血压、心率、心律、脉搏、呼吸、意识和尿液的变化。观察有无咳痰，痰的颜色、性质，听诊肺部啰音及心率、心律情况。有条件者行中心静脉压（CVP）监测，将CVP、动脉压和尿量三者结合起来分析、指导输液治疗。

5. 按照患儿所患传染病传播途径进行隔离，采取正确的防护措施；指导家属做好消毒隔离工作，避免交叉感染。

6. 做好心理护理：消除患儿的焦虑和恐惧心理，解释治疗措施及目的，使其能积极配合。对自杀淹溺的患儿应尊重其隐私，注意引导他们正确对待人生、他人等，提高其心理承受能力。同时做好家属的思想工作，协同患儿消除自杀念头。

第八节　围手术期护理

一、手术前护理

除了患儿基础疾病本身存在的风险外、任何麻醉或外科手术都有风险。术前准备的目的就是为了确定患儿当前的健康状况，评估可能存在的风险，确保患儿在麻醉或外科手术前处于最佳状态，以减少术后并发症的发生。

（一）评估和观察要点

1. 评估患儿的病情、配合情况、自理能力、心理状况。

2. 评估患儿生命体征、饮食、睡眠、排便、原发病治疗、用药情况、既往病史等。

3. 了解患儿及家属对疾病和手术的认知程度。

（二）操作要点

1. 向患儿及家属说明术前检查的目的及注意事项，协助完成各项辅助检查。

2. 帮助患儿及家属理解手术、麻醉相关知识：可利用图片资料、宣传手册、录音、录像或小讲课等多种形式介绍有关知识，手术方式，麻醉方式等。

3. 向患儿及家属说明手术的重要性，术前、术中、术后可能出现的情况及配合方法。

4. 做好术前常规准备，如个人卫生、手术区域的皮肤准备、呼吸道准备、胃肠道准备、体位训练等。

5. 根据手术需要，配合医生对手术部位进行标记。

6. 做好身份识别标识，以利于病房护士与手术室护士进行核对。

（三）指导要点

1. 呼吸功能训练：根据手术方式，指导患儿进行呼吸训练，教会患儿有效咳嗽。

2. 床上排泄：根据病情，指导患儿练习床上使用便器排便。

3. 体位训练：教会患儿及家属自行或帮助患儿调整体位和床上翻身的方法，以适应术后体位的变化；根据手术要求训练患儿特殊体位，以适应术中和术后特殊体位的要求。

4. 饮食指导：根据患儿病情，指导患儿饮食。

5. 肢体功能训练：针对手术部位和方式，指导患儿进行功能训练。

6. 与患儿及家属建立良好的护患关系,做好病情和手术治疗计划的解释工作。

7. 按照患儿所患传染病传播途径进行隔离,采取正确的防护措施;指导家属做好消毒隔离工作,避免交叉感染。

（四）注意事项

1. 指导患儿及家属阅读手术须知。

2. 对教育效果需进行评价:患儿及家属能否正确复述术前准备相关配合要点,能否正确进行功能训练;护士应注意观察患者情绪变化,评估患儿及家属有无焦虑状况,焦虑是否减轻或消除。

二、手术中护理

（一）评估和观察要点

1. 根据不同的手术需要,选择合适的手术间进行手术,并评估手术间环境和各种仪器设备的情况。

2. 评估患儿的病情、意识状态、自理能力、全身情况、配合程度、术前准备、物品带入情况等。

3. 术中注意评估患儿的体位摆放情况、皮肤受压情况。

4. 评估手术需要的物品并将其合理放置。

5. 评估手术间的消毒隔离方法;按照患儿所患传染病传播途径进行隔离,采取正确的防护措施。

（二）操作要点

1. 护士常规检查手术室环境,保证所有电源、仪器、接线板、器械、吸引器等都处于正常工作状态,仪器设备按规范化布局放置到位。

2. 运用两种及以上的方式进行患儿手术信息核对,同时对患儿意识和全身情况以及患儿带入物品进行评估并记录;通过交谈等方式缓解患儿的紧张情绪。

3. 根据不同手术,评估并准备适合于患儿的手术辅助设备、器械和敷料,按规范化布局进行各类仪器的摆放。

4. 连接各仪器,使其处于功能状态。建立静脉通路,在实施正确体位的同时,确保静脉通路、尿管等各类引流管的通畅及电刀负极板的安全放置。

5. 手术医师、麻醉医师、手术室护士三方核对确认患儿身份。

6. 手术体位的安置由手术医师、麻醉医师、手术室护士共同完成,注意做好患儿隐私的保护。

7. 手术过程中要给予患儿必要的保温措施。

8. 限制手术室内人员数量。

9. 巡回护士应密切观察患儿的反应,及时发现患儿的不适,配合麻醉医师和手术医师做好各种并发症及紧急情况的抢救工作。

10. 巡回护士与洗手护士按照物品清点制度要求,在手术开始前、关闭体腔前、关闭体腔后、术毕共同查对手术器械、敷料、缝针等物品数目无误并准确记录,术中如有添加及时记录。

11. 患儿出手术室前需再次评估,保证各种引流管正确连接、固定牢固、引流通畅,伤口有无渗血、包扎是否妥当、受压皮肤是否完好。

(1)指导要点:指导患儿熟悉手术间环境,了解手术过程。

(2)注意事项

1)术中用药、输血的核查:由麻醉医师或手术医师根据需要下达医嘱并做好相应记录,由手术室护士与麻醉医师共同核查。

(2)体位安置要安全合理,防止坠床或损伤;保护患儿受压皮肤,预防压疮的发生,做好交班并记录。

(三)手术后护理

1. 评估和观察要点

(1)理解麻醉方式、手术方式及术中情况。

(2)观察意识状态、生命体征及病情变化,观察伤口敷料有无渗出、引流管的类型、位置、是否通畅,观察引流液的颜色、性质、量,皮肤受压情况等。

(3)观察有无疼痛、发热、恶心呕吐、腹胀、呃逆以及尿潴留等常见的术后反应,并遵医嘱给予处理。

2. 操作要点

(1)根据患者手术和麻醉方式,采取适当的卧位。

(2)观察有无舌后坠、痰液堵塞气道等情况。

(3)连接各种治疗性管路,妥善固定,保持通畅。

(4)根据需要给予床档保护和保护性约束。

(5)观察并记录病情变化,与ICU或病房护士做好交接。

3. 指导要点

(1)根据病情指导患儿适量活动,合理膳食。

(2)告知患儿严格按照医嘱服用药物,如有疑问及时与医师取得联系。

(3)指导患儿及家属保护伤口、造(瘘)口及各引流管的方法。

(4)按照患儿所患传染病传播途径进行隔离,采取正确的防护措施;指导家属做好消毒隔离工作,避免交叉感染。

4. 注意事项

（1）从心理、生理、社会等方面为患儿提供整体护理服务，征求患儿及其家属对手术室护理质量的效果评价。

（2）定期到病房访视患儿，关心和理解患儿，从每个具体环节来减轻患儿的疼痛，做好心理护理。

第四章
护理安全管理

第一节　护理人员职业防护

医院是传染病患儿较为集中的场所,工作环境特殊,加上服务对象疾病的特殊性,传染科护理人员面临的职业危害远高于医院其他科室,如护理人员在操作过程中若未注意个人的防护,将会危害身心健康,甚至引起传染病播散。故加强传染科护理人员职业危害的防范意识,提高护理安全防护知识和技能水平,不仅能保护护理人员自身,也能保护更多患儿,在传染病防治中有着至关重要的作用。

护理职业防护是指护理人员在临床工作中采取一系列必要的自我保护措施,包括手卫生、正确使用防护用品和处理医疗废物等措施。护理人员的职业防护应以预防为主,科学应对,按照职业暴露风险等级,合理做好个人防护,避免防护不足和防护过度。

一、护理职业防护的概念及意义

（一）术语和定义

1. 护理职业风险（nursing occupational risk）是指在护理服务过程中可能发生的一切不安全事件。

2. 护理职业防护（nursing occupational protection）是指在护理工作中针对各种职业性有害因素采取有效措施，以保护护理人员免受职业性有害因素的损伤，或将损伤降至最低程度。

3. 护理职业暴露（nursing occupational exposure）是指护理人员在从事诊疗、护理活动过程中，接触有毒、有害物质或病原微生物，以及受到心理社会等因素的影响而损害健康或危及生命的职业暴露。

（二）护理职业防护的意义

1. 提高护理人员职业生命质量：正确的护理职业防护可以避免职业性有害因素对护理人员的伤害；控制由环境和行为不当引发的不安全因素；维护护理人员的身体健康；减轻心理压力；从而提高护理人员的职业生命质量。

2. 科学有效地规避护理职业风险：通过职业防护知识的学习及职业防护技能的规范化培训，可以提高护理人员对职业性损伤的防范意识，自觉履行职业规范要求，有效控制职业性有害因素，科学有效地规避护理职业风险。

3. 营造和谐的工作氛围：良好安全的护理职业环境，不仅可使护理人员产生愉悦的心情，而且可以增加其职业满意度、安全感及成就感，使之形成对职业选择的认同感。同时，和谐的工作氛围可以缓解护理人员的心理压力，改善其精神卫生状况，提高其职业适应能力。

二、与职业暴露相关的危险因素

（一）生物性因素

生物性因素主要是指护理人员在从事规范的标本采

集、治疗和消毒等护理工作过程中,意外沾染、吸入或食入的病原微生物或含有病原微生物的污染物。生物性因素是影响传染科护理职业安全最常见的职业性有害因素。

传染病患儿的血液、体液、各种分泌物、排泄物及用过的衣物和器具均可能存在传染性,而传染科护理人员在护理操作中不可避免地会与之相接触,细菌或病毒等病原体可通过呼吸道、消化道、血液及皮肤等途径感染护理人员,尤其在发生锐器伤时;此外,传染科护理人员常需面对尚未明确诊断的传染病患儿,因此,按照职业暴露风险等级,合理做好个人防护尤为重要。

（二）化学性因素

化学性因素主要是指护理人员在从事规范的标本采集、治疗和消毒等护理工作过程中,通过多种途径接触到的化学物质。在日常工作中,传染科护理人员需用多种消毒剂对病房环境、诊疗器械、医疗垃圾等进行消毒处理。长期使用化学消毒剂会损伤护理人员的呼吸道、皮肤黏膜,易引起化学性气管炎、皮炎、鼻炎、头痛等多种疾病;同时消毒剂可经皮肤、黏膜吸收,会降低传染科工作人员的机体免疫功能,造成身体不同程度的损伤。

1. 常用消毒剂:如甲醛、过氧乙酸、戊二醛及含氯消毒剂等,可刺激皮肤、眼睛及呼吸道,引起皮肤过敏、流泪、恶心、呕吐及气喘等症状。经常接触还会引起结膜灼伤、上呼吸道炎症、喉头水肿和痉挛、化学性气管炎或肺炎等。长期接触可以造成肝脏损害和肺纤维化,甚至还会损害中枢神经系统,表现为头痛及记忆力减退。

2. 汞:体温计、血压计、水温计等是常用的护理操作用品,其中的汞是医院常见而又极易被忽视的有毒因素。漏出的汞如果处理不当,可对人体产生神经毒性和肾毒性作用。

(三) 物理性因素

在日常护理工作中,常见的物理性因素有锐器伤、负重伤、光损害及温度性损伤等。

1. 锐器伤:锐器伤中以针刺伤最为常见,其次为安瓿、刀片割伤,它是护理人员最常见的职业损害之一。传染科接收的患儿多为肝炎、艾滋病等患儿,而感染的针刺伤是导致血源性传播疾病的最主要因素,其中最常见、危害性最大的是乙型肝炎、丙型肝炎和艾滋病。同时,针刺伤也可对护理人员造成极大的心理伤害,产生焦虑和恐惧,甚至影响护理职业生涯。

2. 负重伤:在日常工作中,护理人员的体力劳动较多、劳动强度较大,特别是在为患儿翻身、搬运患儿的过程中,如用力不当或弯腰姿势不正确时,容易造成腰部肌肉扭伤,引发腰椎间盘脱出。长时间站立和走动还可引起下肢静脉曲张等。

3. 光损害:传染科病房每日均需要进行紫外线空气,护理人员如防护不当,可导致不同程度的皮肤和眼睛受损;此外,还有人造光源的危害,传染科护理人员工作繁重,夜班频繁,长期在人造光源下工作易出现神经衰弱等症状。

4. 温度性损伤:常见的温度性损伤有热水瓶、热水袋等所致的烫伤;易燃易爆物品如氧气、乙醇等所致的烧伤;各种仪器,如烤灯、频谱仪及高频电刀等所致的灼伤等。

(四) 心理—社会因素

随着医学模式和健康观念的转变,护理工作不是单纯地执行医嘱,同时还承担着护理者、管理者、教育者、科研者及协调者等工作,护理人员常处于超负荷的工作状态,容易引起身心疾病。

传染科护理人员长期接触传染病患儿,面临着传染病患儿的长期治疗及死亡,在一定程度上会对护士的精神状况产生不良影响;人们对传染病存在歧视、恐惧情绪,对传染科护士存在偏见与排斥,护理人员缺乏社会支持,会影响传染科护理人员的心理健康;某些患儿及其家属对护理工作存在偏见,护理人员付出得不到肯定,容易出现消极心理。长此以往,传染科护理人员容易产生心理疲惫,引发一系列心理健康问题。

(五)护理人员相关因素

传染科护理人员未充分认识到传染病的危害性和自身防护重要性,自我防护意识差。主要表现为主观上麻痹大意、未严格执行感染控制相关规章制度、护理操作不规范、用污染的手接听电话、手卫生依从性低等。还有管理者不重视、缺乏相应培训、未准备充足的防护用品和设施、没有对传染科护理人员进行必要的免疫预防接种等因素。

三、护理职业安全预防管理

为维护护理人员权益和健康,传染科要依据和参照国家有关法规,充分做好防护管理工作。护理人员在护理工作中应尽量避免发生职业暴露;当护理人员发生职业暴露后,以理性和健康的心态正确及时地采取补救措施,可最大程度地降低职业暴露的危害。

(一)完善组织管理

职业安全组织管理分为三级管理,即医院职业安全管理委员会、职业安全管理办公室、科室职业安全管理小组三级管理,分别承担相应的职业安全管理工作。

（二）建立健全规章制度,规范各类操作流程

1. 健全规章制度:制订与完善各项规章制度、并认真遵守执行是保障护理人员职业安全的基本措施。应建立、健全职业防护管理制度、职业暴露上报制度、处理程序、风险评估标准、消毒制度、隔离制度、转诊制度、各种有害因素监测制度及医疗废弃物处理制度等制度。

2. 规范各类操作流程:制订各种预防职业损伤的工作指南并完善相关操作规程,使护理职业防护工作有章可循、依法办事。护理人员在日常工作中,应严格执行各种操作流程,规范执行安全操作守则,从而减少各种职业暴露的机会。

（三）加强职业安全教育,强化职业防护意识

大力开展护理职业安全教育,强化护理人员防护及安全意识。传染科护理人员要实行准入制,要把职业安全和职业暴露相关知识和技能作为岗前培训内容之一,护理人员经考核合格后方可上岗;科室应定期组织护理人员进行标准预防知识和防护技能的培训,要将其作为护理人员日常培训和考核内容之一;护理人员要充分认识职业暴露的危害性和职业防护的重要性,强化标准预防和呼吸道隔离意识,从而减少职业暴露的机会。

（四）提高正确洗手的依从性

医务人员的手是病原体在患者及医疗环境中传播的主要媒介,也是造成医院感染的主要原因。提高正确洗手的

技术是有效控制和减少医疗感染发生率最简捷、最经济、最经常的措施，但众多报道，提示护理人员洗手的依从性并不理想。

（五）严格执行职业防护措施

护理人员应根据传染病的流行情况和致病性，在标准预防的基础上，根据疾病的传播途径进行相应的职业防护。应提高护理人员自身业务水平和防护技术，正确掌握各级防护标准、防护措施和各种防护物品的使用方法，防止防护不足或防护过度。医院管理者要充分认识到职业暴露的危害性，为护理人员创造安全的工作环境、提供充足的防护用品和设施，完善相关检测系统和职业防护措施，为护理人员职业安全提供全方位的保障。

（六）重视护理人员的个人保健

在发热门诊和隔离病房工作的护理人员要每日接受体温监测和感染症状排查；定期组织护理人员进行健康体检和免疫接种；建立个人健康档案；如发现职业伤害或医院感染应立即报告登记、早处理、正确及时地采取补救措施、持续医学追踪观察和随访；同时给予相应支持和关怀，减轻护理人员身心伤害。

（七）提高护理人员的心理承受能力

医院应加强护理支持系统建设，改善传染科护理人员待遇，给予相应人文关怀，提高护理人员的心理素质及心理承受能力，使传染科护理人员能够正确、积极应对压力；传染科应合理配置护理人力资源，实施弹性排班，保证护理人员能够有足够的时间休息，缓解护理人员的神经紧张感，减轻精神压力；鼓励护理人员积极参加体育锻炼，增强自身体质；提高护理人员自身业务水平和防护技术，避免发生职业暴露；同时呼吁全社会关心和支持护理人员，为其创造一个安全、健康的工作环境。

第二节　常见传染病防护用品选择及防护要求

一、常用防护用品选择

（一）术语和定义

1. 标准预防（standard precaution）针对医院所有患儿和护理人员采取的一组预防感染措施。包括手卫生，根据预期可能的暴露选用手套、隔离衣、口罩、护目镜或防护面罩，以及安全注射。也包括穿戴合适的防护用品处理患儿环境中污染的物品与医疗器械。标准预防基于患儿的血液、体液、分泌物（不包括汗液）、非完整皮肤和黏膜均可能含有感染性因子的原则。

标准预防有3个基本内容：① 隔离对象：视所有患儿的血液、体液、分泌物、排泄物及其被污染的物品等都具有传染性。② 防护：坚持对患儿和护理人员共同负责的原则，强调双向防护，防止疾病双向传播。③ 隔离措施：根据疾病主要传播途径，采取相应的隔离措施（包括接触隔离、空气隔离及飞沫隔离等），其重点是洗手和洗手的时机。

2. 个人防护用品（personal protective equipment）：用于保护护理人员避免接触感染性因子的各种屏障用品。包括口罩、手套、护目镜、防护面罩、防水围裙、隔离衣、防护服等。

3. 隔离（isolation gowns）：采用各种方法、技术，防止病原体从患者及携带者传播给他人的措施。

4. 空气传播（airborne transmission）：带有病原微生物的微粒子（≤5 μm）通过空气流动导致的疾病传播。

5. 飞沫传播（droplet transmission）：带有病原微生物的飞沫核（>5 μm），在空气中短距离（1 m 内）移动到易感人群的口、鼻黏膜或眼结膜等导致的传播。

6. 接触传播（contact transmission）：病原体通过手、媒介物直接或间接接触导致的传播。

（二）防护用品的国家标准及行业标准

在护理人员安全防护用品方面，近年我国陆续出台多项国家标准和医药行业标准，详细规定了各类防护用品的技术要求、试验方法、标志与使用说明及包装、运输和贮存等内容，特别是在新型冠状病毒肺炎疫情防控期间，出现很多之前未广泛使用的产品，如防喷溅口罩（下方为医用外科口罩上方为防护面屏），部分可防止压痕压疮的护目镜等，体现了国家对护理人员防护的高度重视。为方便护理人员快速、准确掌握安全防护的标准，武迎宏等整理了查阅方便，易于操作的临床快速查阅工具（表4-1），受到各医疗机构的广泛好评。

（三）常见防护用品

护理人员在不同的场景下，应按照暴露风险等级合理选择个人防护用具，所有防护用品应符合国家相关标准，在有效期内使用，一次性用品不得重复使用。

表4-1 我国护理人员(传染)感染性疾病职业安全防护质量标准

类别	标 准 名 称	标准编号
口罩	1. 呼吸防护用品—自吸过滤式防颗粒物呼吸器	CB 2626-2019
	2. 医用防护口罩技术要求	GB 19083-2010
	3. 日常防护型口罩技术规范	GB/T 32610-2016
	4. 医用外科口罩	YY 0469-2011
	5. 一次性使用医用口罩	YY/T 0969-2013
	6. 呼吸防护动力送风过滤式呼吸器	GB 30864-2014
	7. 呼吸防护用品的选择、使用与维护	GB/T 18664-2002
防护服	1. 医用一次性防护服技术要求	GB 19082-2009
	2. 防护服一般要求	GB/T 20097-2006
	3. 防护服装机械性能材料抗刺穿及动态撕裂性的试验方法	GB/T 20654-2006
	4. 防护服装机械性能抗刺穿性的测定	GB/T 20655-2006
	5. 防护服装化学物质渗透试验方法	GB/T 23462-2009
	6. 血液和体液皮肤黏膜防护装备防护服材料抗血液传播病原体穿透性能测试PhiX174噬菌体试验方法	YY/T 0689-2008
	7. 血液和体液皮肤黏膜防护装备防护服材料抗血液和体液皮肤黏膜穿透性能测试合成血试验方法	YY/T 0700-2008
	8. 防护服材料抗注射针穿刺性能标准试验方法	YY/T 1425-2016
	9. 医用防护服的选用评估指南	YY/T 1498-2016
	10. 医用防护服的液体阻隔性能和分级	YY/T 1499-2016
	11. 医用防护服材料的阻水性—冲击穿透测试方法	YY/T 1632-2018
护目镜	1. 呼吸防护自吸过滤式防毒面具	GB 2890-2009
	2. 个人用眼护具技术要求	GB 14866-2006
	3. 传染性病原体防护装备医用面罩抗合成血穿透性试验方法(固定体积、水平喷射)	YY/T 0691-2008

（续表）

类别	标 准 名 称	标准编号
医用手套	1. 一次性使用灭菌橡胶外科手套 2. 一次性使用医用橡胶检查手套 3. 一次性使用聚氯乙烯医用检查手套 4. 一次性使用非灭菌橡胶外科手套	GB 7543-2006 GB 10213-2006 GB 24786-2009 GB 24787-2009
鞋套防护帽手术衣	1. 一次性使用卫生用品卫生标准 2. 患儿、医护人员和器械用手术单、手术衣和洁净服 3. 一次性使用医用防护鞋套 4. 一次性使用医用防护帽	GB 15979-2002 YY/T 0506-2005 YY/T 1633-2019 YY/T1642-2019

1. 口罩的使用：应根据不同的场景选用不同种类的口罩，各种类型的口罩，可单独使用，也可组合使用。应按照操作流程正确佩戴口罩；戴口罩时，不碰口罩内侧面，保持口罩与面部贴合，若为N95口罩，需进行密闭性检查；摘口罩时，不碰口罩外面侧面；戴口罩前与摘口罩后均应正确洗手。一般建议N95口罩或医用防护口罩，可持续应用6～8 h；12层以上棉纱口罩2 h更换1次；外科口罩4 h更换1次；口罩污染或潮湿时随时更换。

2. 护目镜、防护面罩的使用：佩戴前应检查有无破损，佩戴装置有无松懈。每次使用后应清洁与消毒。下列情况应使用护目镜或防护面罩：① 在进行诊疗、护理操作，可能发生患者血液、体液、分泌物等喷溅时。② 近距离接触经飞沫传播的传染病患者时。③ 为呼吸道传染病患者进行气管切开、气管插管等近距离操作，可能发生患者血液、体液、分泌物喷溅时，应使用全面型防护面罩。

3. 手套的使用：应根据不同操作的需要，选择合适种类和规格的手套,应按照操作流程正确戴脱手套。接触患儿的血液、体液、分泌物、排泄物、呕吐物及污染物品时,应戴清洁手套;进行无菌操作、接触患儿破损皮肤、黏膜时,应戴无菌手套;一次性手套应一次性使用。

4. 隔离衣与防护服的使用:应根据诊疗工作的需要,选用隔离衣或防护服,应按标准操作流程正确穿脱隔离衣或防护服。下列情况应穿隔离衣:① 接触经接触传播的感染性疾病患者如传染病患儿、多重耐药菌感染患儿等时;② 对患儿实行保护性隔离时,如大面积烧伤、骨髓移植等患儿的诊疗、护理时;③ 可能受到患儿血液、体液、分泌物、排泄物喷溅时。下列情况应穿防护服:① 临床护理人员在接触甲类或按甲类传染病管理的传染病患者时;② 接触经空气传播或飞沫传播的传染病患儿可能受到患儿血液、体液、分泌物、排泄物喷溅时。

5. 鞋套的使用:鞋套应具有良好的防水性能,并一次性应用。从潜在污染区进入污染区时和从缓冲间进入负压病室时应穿鞋套。应在规定区域内穿鞋套,离开该区域时应及时脱掉。发现破损应及时更换。

6. 防水围裙的使用:用于可能受到患者血液、体液、分泌物及其他污染物质喷溅或进行复用医疗器械的清洗时。可分为重复使用或一次性使用的围裙。重复使用围裙,每班使用后应及时清洗与消毒;遇有破损或渗透时,应及时更换。一次性使用围裙应一次性使用,受到明显污染时应及时更换。

7. 帽子的使用:分为布制帽子和一次性帽子。进入污染区和清洁环境前、进行无菌操作等时应戴帽子;布制帽子应保持清洁,每次或每日更换与清洁。一次性帽子应一次性使用。被患儿血液、体液污染时,应立即更换。

二、常见传染病的防护要求

（一）防护原则

1. 准入原则：护理人员应经过专门培训，掌握正确的防护技术，方可进入隔离病区工作。对烈性呼吸道传染病，应选择业务能力较强、身体素质和心理较好的护理人员。

2. 护理人员应根据传染病的流行情况和致病性，在标准预防的基础上，根据疾病的传播途径（接触传播、飞沫传播、空气传播或其他途径）采取相应的隔离与防护措施，避免防护不足或防护过度。

3. 护理人员应严格按防护规定着装。不同区域应穿不同服装，且服装颜色应有区别或有明显标志。

4. 护理人员严格按照区域流程，在不同的区域，穿戴不同的防护用品；离开患儿的房间或区域前脱卸并丢弃个人防护装备，脱卸或丢弃个人防护装备过程中应避免污染自身与周围物品表面；注意呼吸道、口腔、鼻腔黏膜和眼睛的卫生与防护；正确处理使用后物品。

5. 一种疾病可能有多种传播途径时，应在标准预防的基础上，采取相应传播途径的隔离与预防。

6. 各医疗机构应建立职业防护管理制度，有组织，有报告，有措施，有监督。应定期对护理人员进行健康体检和免疫接种，建立个人健康档案；建立职业暴露报告和反馈制度，如发生职业暴露损伤，立即报告登记、早处理，持续医学观察和追踪。

7. 严格标准预防技术包括洗手、戴手套、穿隔离衣、戴护目镜和面罩等，通过采取综合性防护措施可以减少护理人员职业暴露风险。

（二）常见传染病传播途径、隔离与防护要求

见表4-2。

第三节　护理人员手卫生规范

护理人员的手是病原体在患者及医疗环境中传播的主要媒介，也是造成医院感染的主要原因。从2009年《护理人员手卫生规范》颁布至今，近十余年的手卫生活动持续开展，护理人员手卫生知晓率、依从性逐步提升，但仍未达到理想状态。手卫生作为标准预防的关键措施之一，对预防和控制医院感染，保障患者和护理人员的安全发挥了重要作用。

一、手卫生概述

（一）术语和定义

1. 手卫生（hand hygiene）：为护理人员在从事职业活动过程中的洗手、卫生手消毒和外科手消毒的总称。

2. 洗手（handwashing）：护理人员用流动水和洗手液（肥皂）揉搓冲洗双手，去除手部皮肤污垢、碎屑和部分微生物的过程。

3. 卫生手消毒（antiseptic handrubbing）：护理人员用手消毒剂揉搓双手，以减少手部暂居菌的过程。

4. 手卫生设施（hand hygiene facilities）：用于洗手与手消毒的设施设备，包括洗手池、水龙头、流动水、洗手液（肥皂）、干手用品、手消毒剂等。

表4-2 常见传染病传染源、传播途径及隔离预防

疾病名称		传染源	传播途径				隔离预防						
			空气	飞沫	接触	生物媒介	口罩	帽子	手套	防护镜	隔离衣	防护服	鞋套
病毒性肝炎	甲型、戊型	潜伏期末期和急性期患儿			+		±	±	+		+		
	乙型、丙型、丁型	急性和慢性患儿及病毒携带者			#		±	±	+				
麻疹		麻疹患儿	+	++	+		+	+	+		+		
流行性腮腺炎		早期患儿和隐性感染者		+			+	+	+		+		
脊髓灰质炎		患儿和病毒携带者		+	++	苍蝇、蟑螂	+	+	+		+		
流行性出血热		啮齿类动物、猫、猪、狗、家兔	++		+		+	+	+	±	±		

（续表）

疾病名称	传染源	传播途径				隔离预防						
		空气	飞沫	接触	生物媒介	口罩	帽子	手套	防护镜	隔离衣	防护服	鞋套
狂犬病	患病或隐性感染的犬、猫、家畜和野兽			++		+	+	+	±	+		
伤寒、副伤寒	患儿和带菌者			+		±	±	+		+		
细菌性痢疾	患儿和带菌者			+		±	±	+		+		
霍乱	患儿和带菌者			+		+	+	+		+		+
猩红热	患儿和带菌者		++	+		+	+	+		+		
白喉	患儿、恢复期或健康带菌者		++	+		+	+	+				
百日咳	患儿		+			+	+	±		+		
流行性脑脊髓膜炎	流脑患儿和脑膜炎双球菌携带者		++	+		+	+	+	±	+		

（续表）

疾病名称		传染源	传播途径				隔离预防						
			空气	飞沫	接触	生物媒介	口罩	帽子	手套	防护镜	隔离衣	防护服	鞋套
鼠疫	肺鼠疫	感染了鼠疫杆菌的啮齿类动物和患儿		++	+	鼠蚤	+	+	+	±	+		
	腺鼠疫	感染了鼠疫杆菌的啮齿类动物和患儿			+	鼠蚤	±	±	+	±	+		
炭疽		患病的食草类动物和患儿		+	+		+	+	+	±	+		
流行性感冒		患儿和隐性感染者		+	+		+	+	+				
肺结核		开放性肺结核	+	++			+	+	+	±	+		
SARS		患儿		++	+		+	+	+	±	+	+	+
HIV		患儿和病毒携带者							+		+		

（续表）

疾病名称	传染源	传播途径				隔离预防						
		空气	飞沫	接触	生物媒介	口罩	帽子	手套	防护镜	隔离衣	防护服	鞋套
手足口病	患儿和隐性感染者		＋	＋		＋	＋	＋	±	＋		
梅毒	梅毒螺旋体感染者							＋		＋		
淋病	淋球菌感染者							＋		＋		
人感染高致病性禽流感	病禽、健康带毒的禽		＋	＋		＋	＋	＋	±		＋	＋

注：1. 在传播途径一列中，"＋"：其中传播途径之一；"＋＋"：主要传播途径。

2. 在隔离预防一列中，"＋"：应采取的防护措施；"±"：工作需要可采取的防护措施；"#"：为接触患儿的血液、体液而传播。

● 为性接触或接触患儿的血液、体液而传播。

■ 为性接触或接触患儿分泌物污染的物品而传播。

5. 手消毒剂（hand antiseptic agent）：应用于手消毒的化学制剂。

6. 速干手消毒（alcohol-based hand rub）：含有醇类和护肤成分的手消毒剂。

（二）洗手与卫生手消毒指征

1. 下列情况护理人员应洗手和（或）使用手消毒剂进行卫生手消毒。

（1）接触患儿前。

（2）清洁、无菌操作前，包括进行侵入性操作前。

（3）暴露患儿体液风险后，包括接触患儿黏膜、破损皮肤或伤口、血液、体液、分泌物、排泄物、伤口敷料等之后。

（4）接触患儿后。

（5）接触患儿周围环境后，包括接触患儿周围的医疗相关器械、用具等物体表面后。

2. 下列情况应洗手

（1）当手部有血液或其他体液等肉眼可见的污染时。

（2）可能接触艰难梭菌、肠道病毒等对速干手消毒剂不敏感的病原微生物时。

3. 手部没有肉眼可见污染时，宜使用手消毒剂进行卫生手消毒。

4. 下列情况时护理人员应先洗手，然后进行卫生手消毒：

（1）接触传染病患儿的血液、体液和分泌物以及被传染性病原微生物污染的物品后。

（2）直接为传染病患儿进行检查、治疗、护理或处理传染患儿污物之后。

（三）洗手与卫生手消毒设施

1. 洗手与卫生手消毒设施：医疗机构应配备流动水洗手和卫生手消毒设施，方便护理人员使用，感染性疾病科、治疗室、换药室、注射室应配备非手触式水龙头。

2. 应配备洗手液（肥皂），并符合以下要求。

（1）盛放洗手液的容器宜为一次性使用。

（2）重复使用的洗手液容器应定期清洁与消毒。

（3）洗手液发生浑浊或变色等变质情况时及时更换，并清洁、消毒容器。

（4）使用的肥皂应保持清洁与干燥。

3. 应配备干手用品或设施。

4. 护理人员对选用的手消毒剂有良好的接受度。卫生手消毒时首选速干手消毒剂，过敏人群可选用其他手消毒剂；针对某些对乙醇不敏感的肠道病毒感染时，应选择其他有效的手消毒剂。

5. 手消毒剂宜使用一次性包装。

二、洗手与卫生手消毒方法

（一）洗手

1. 在流动水下，充分淋湿双手。

2. 取适量洗手液（肥皂），均匀涂抹至整个手掌、手背、手指和指缝。

3. 认真揉搓双手至少 15 s，注意清洗双手所有皮肤，包括指背、指尖和指缝，具体揉搓步骤：① 掌心相对，手指并拢，相互揉搓；② 手心对手背沿指缝相互揉搓，交换进行；③ 掌心相对，双手交叉指缝相互揉搓；④ 弯曲手指使关节在另一手掌心旋转揉搓,交换进行;⑤ 右手握住左手大拇指旋转揉搓,交换进行;⑥ 将五个手指尖并拢放在另一手掌心旋转揉搓,交换进行,见图4-1。

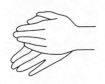
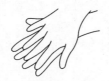

1. 掌心相对,手指并拢相互揉搓

2. 手心对手背沿指缝相互揉搓

3. 掌心相对,手指交叉指缝相互揉搓

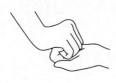
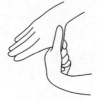
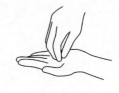

4. 弯曲手指关节在掌心旋转揉搓

5. 大拇指在掌心旋转揉搓

6. 五指并拢,指尖在掌心旋转揉搓

图4-1 手卫生揉搓步骤

4. 在流动水下彻底冲净双手,擦干,取适量护手液护肤。

5. 宜使用纸巾擦干双手。

（二）卫生手消毒

1. 取适量的手消毒剂于掌心,均匀涂抹双手。

2. 按照护理人员洗手方法的揉搓步骤进行揉搓。

3. 揉搓至手部干燥。

（三）手卫生管理与基本要求

1. 加强对手卫生行为的指导与管理,将手卫生纳入医疗质量考核,提高护理人员手卫生的依从性。

2. 制定并落实手卫生管理制度,配备有效、便捷、适宜的手卫生设施。

3. 定期开展手卫生的全员培训,护理人员应掌握手卫生知识和正确的手卫生方法。

4. 手消毒剂应符合国家有关规定和管理要求,在有效期内使用。

5. 手卫生消毒效果应达到如下要求:

(1)卫生手消毒,监测的细菌菌落总数应≤10 CFU/cm²。

(2)外科手消毒,监测的细菌菌落总数应≤5 CFU/cm²。

第四节 防护用品使用及穿戴

一、面部防护用品

(一)术语和定义

1. 外科口罩(surgical mask):符合YY 0469,为无纺布或复合材料制成,其3层材料分别为:外层抗水、中层吸附、内层吸湿,并带有鼻夹。能阻止接触直径>5 μm的感染因子。适用于有创操作中阻止血液、体液和飞溅物的防护,以及经飞沫传播的呼吸道传染病的防护。

2. 医用防护口罩(respirator):符合GB 19083,如N95防护口罩,能阻止吸入直径≤5 μm的感染因子或近距离(<1 m)接触经飞沫传播的疾病而发生感染的口罩。医用防护口罩的使用包括密合性测试、培训、型号的选择、医学处理和维护。适用于经空气传播的呼吸道传染病的防护。

3. 普通医用口罩（procedure mask）：符合 YZB，为无纺布或复合材料制成，其 3 层材料分别为：外层抗水、中层吸附、内层吸湿，并带有鼻夹。适用于普通环境下的卫生护理，不得用于有创操作。

4. 护目镜（protective glass）：防止患者的血液、体液等具有感染性物质溅入人体眼部的用品。

5. 防护面罩/防护面屏（face shield）：防止患者的血液、体液等具有感染性物质溅入人体眼部的用品。

（二）外科口罩的佩戴方法

1. 将口罩罩住鼻、口及下巴，口罩下方带系于颈后，上方带系于头顶中部，如图 4-2。

2. 将双手指尖放在鼻夹上，从中间位置开始，用手指向内按压，并逐步向两侧移动，根据鼻梁形状塑造鼻夹。

3. 调整系带的松紧度。

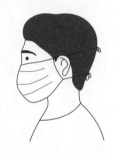

图 4-2　外科口罩的佩戴方法

（三）医用防护口罩的佩戴方法

1. 一手托住防护口罩，有鼻夹的一面背向外，如图 4-3a。

2. 将防护口罩罩住鼻、口及下巴，鼻夹部位向上紧贴面部，如图 4-3b。

3. 用另一只手将下方系带拉过头顶，放在颈后双耳下，如图 4-3c。

4. 再将上方系带拉至头顶中部，如图 4-2d。

5. 将双手指尖放在金属鼻夹上，从中间位置开始，用

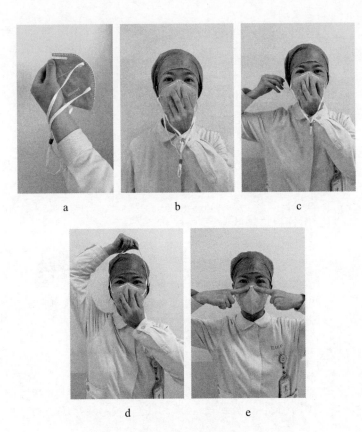

a   b   c

d   e

图4-3　医用防护口罩佩戴方法（a～e）

手指向内按鼻夹，并分别向两侧移动和按压，根据鼻梁的形状塑造鼻夹，如图4-2e。

（四）摘口罩方法

1. 不要接触口罩前面（污染面）。

2. 先解开下面的系带，再解开上面的系带，如图4-4a。

3. 用手仅捏住口罩的系带丢至医疗废物容器内，如4-4b。

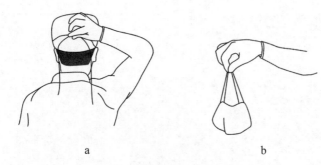

a

b

图4-4 摘口罩方法（a,b）

（五）护目镜或防护面罩的戴摘方法

1. 戴护目镜或防护面罩的方法：戴上护目镜或防护面罩，调节舒适度，如图4-5，图4-6。

2. 摘护目镜或防护面罩的方法：捏住靠近头部或耳朵的一边摘掉，放入回收或医疗废物容器内，如图4-7。

（六）注意事项

1. 佩戴、接触或摘除口罩前必须清洁双手。

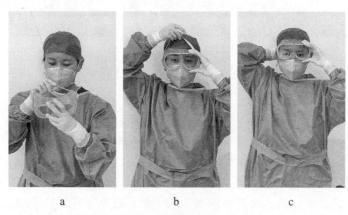

a

b

c

图4-5 佩戴护目镜的方法（a~c）

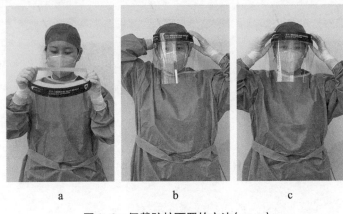

图4-6 佩戴防护面罩的方法（a～c）

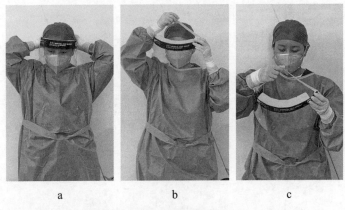

图4-7 摘下防护面罩的方法（a～c）

2. 佩戴口罩时要注意口罩应完全覆盖口鼻和下巴，与面部吻合严密。

3. 将口罩戴上后，将鼻夹贴在鼻梁上，以防止漏气。

4. 戴医用防护口罩或全面型呼吸防护器应进行面部密合性试验。每次佩戴医用防护口罩进入工作区域之前，应进行密合性检查。检查方法将双手完全盖住防护口罩，快速的呼气,若鼻夹附近有漏气应按图4-2调整鼻夹,若漏气位于四周,应调整到不漏气为止。

5. 摘除口罩时,手不能接触口罩污染面,更不能将其摘下后再用。

6. 在处理患者的血液、分泌物及体液等有可能溅出的操作时,特别是在行气管内插管、支气管镜及内镜等检查时,应佩戴防护面屏或护目镜。

7. 医用防护口罩的效能持续应用6~8 h,遇污染或潮湿,应及时更换。

二、手套

（一）术语和定义

手套（gloves）：防止病原体通过护理人员的手传播疾病和污染环境的用品。

（二）手套的分类

1. 一次性使用医用手套：分为一次性使用灭菌橡胶外科手套和一次性使用医用橡胶检查手套。

2. 可重复使用手套：分为橡胶耐油手套、耐酸（碱）手套和浸塑手套。橡胶耐油手套用于接触矿物油、植物油以及含脂肪类的各种溶剂时戴用的手套；耐酸（碱）手套用于接触酸碱溶液时戴用的手套；浸塑手套用于防水、洗涤剂、脏污及轻微机械等伤害,仅适用于清洁工等类似工种手套。

（三）使用手套的基本原则

1. 应遵循标准预防和接触隔离的原则,根据配戴者可能产生的不良反应以及不同的操作要求，选用不同材质，不同种类，型号合适的手套。

2. 接触患儿血液或体液、有创伤的皮肤黏膜、进行体腔及血管侵入性操作或在接触和处理被患儿体液污染的物品和锐器等场景时，均应戴手套操作，护理人员手上有伤口时更应注意。

3. 戴脱手套前后均需要正确执行手卫生。

4. 一次性医用手套不得重复使用。

5. 护理不同患者之间要更换手套。

6. 在护理同一个患儿时，如果要把手从一个污染的身体部位移至清洁的部位时，必须更换或脱去手套。接触污染部位后如果要再接触清洁的部位或附近的物品，必须更换或脱手套。

（四）戴手套与脱手套的指征

1. 戴手套

（1）进行无菌操作之前。

（2）接触血液或其他体液之前，不管是否进行无菌操作和接触破损皮肤和黏膜组织。

（3）接触实施接触隔离措施的患儿和患儿周围区域之前。

2. 脱手套

（1）手套破损或疑有破损时。

（2）接触血液、其他体液、破损皮肤和黏膜组织之后，操作结束之后。

（3）接触每个患儿和患儿周围环境或污染的身体部位之后。

（4）有手卫生指征时。

（五）手套戴脱方法

1. 戴无菌手套的方法

（1）打开手套包，一手掀起口袋的开口处，如图4-8a。

（2）另一手捏住手套翻折部分（手套内面）取出手套，对准五指戴上，如图4-8b。

（3）掀起另一只袋口，已带着无菌手套的手指插入另一只手套的翻边内面，将手套戴好，如图4-8c。然后将手套的翻转处套在工作衣袖外面，如图4-8d。

（4）有粉手套应采用无菌方法除去表面粉末。

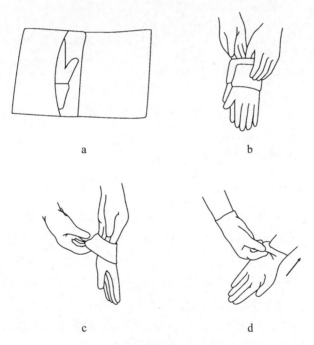

图4-8 戴无菌手套方法（a～d）

2. 脱手套的方法

（1）用戴着手套的手捏住另一只手套污染面的边缘将手套脱下，如图4-9a。

（2）戴着手套的手握住脱下的手套，用脱下手套的手捏住另一只手套清洁面（手套内面）的边缘，将手套脱下，如图4-9b。

（3）用手捏住手套的内面丢至指定容器内，如图4-9c。

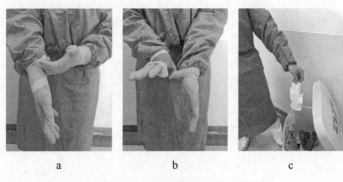

图4-9　脱手套方法（a～c）

三、隔离衣、防护服

（一）术语和定义

1. 隔离衣（isolation gowns）：用于保护护理人员避免受到血液、体液和其他感染性物质污染，或用于保护患者避免感染的防护用品。根据与患者接触的方式包括接触感染性物质的情况和隔离衣阻隔血液和体液皮肤黏膜的可能性选择是否穿隔离衣和选择其型号。

2. 防护服（disposable gowns）：临床护理人员在接触甲类或按甲类传染病管理的传染病患者时所穿的一次性防护用品。应具有良好的防水、抗静电、过滤效率和无皮肤刺激性,穿脱方便,结合部严密,袖口、脚踝口应为弹性收口。

（二）隔离衣穿脱方法

1. 穿隔离衣方法

（1）右手提衣领,左手伸入袖内,右手将衣领向上拉,露出左手,如图4-10a。

（2）换左手持衣领,右手伸入袖内,露出右手,注意勿触及面部,如图4-10b。

（3）两手持衣领,由领子中央顺着边缘向后系好颈带,如图4-10c。

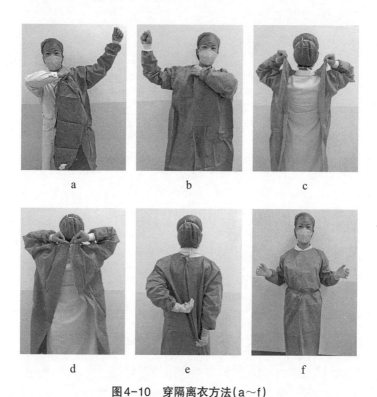

图4-10　穿隔离衣方法（a～f）

（4）再扎好袖口。

（5）将隔离衣一边（约在腰下5 cm）处渐向前拉，见到边缘捏住。

（6）同法捏住另一侧边缘。

（7）双手在背后将衣边对齐，如图4-10d。

（8）向一侧折叠，一手按住折叠处，另一手将腰带拉至背后折叠处，如图4-10e。

（9）将腰带在背后交叉，回到前面将带子系好，如图4-10f。

2. 脱隔离衣方法

（1）重复性使用

1）解开腰带，在前面打一活结。

2）解开袖带，塞入袖拌内，充分暴露双手，进行手消毒。

3）解开颈后带子。

4）右手伸入左手腕部袖内，拉下袖子过手。

5）用遮盖着的左手握住右手隔离衣袖子的外面，拉下右侧袖子。

6）双手转换逐渐从袖管中退出，脱下隔离衣。

7）左手握住领子，右手将隔离衣两边对齐，污染面向外悬挂污染区；如果是悬挂污染区外，则污染面向里。

8）不再使用时，将脱下的隔离衣，污染面向内，卷成包裹状，丢至指定容器内。

（2）一次性使用（图4-11）

1）解开腰带，在前面打一活结。

2）消毒双手。

3）解开颈后带子。

4）双手持带将隔离衣从胸前向下拉。

5）右手捏住左衣领内侧清洁面脱去左袖。

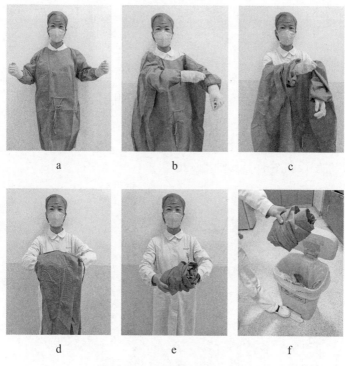

a　　　　　　　b　　　　　　　c

d　　　　　　　e　　　　　　　f

图4-11　脱隔离衣方法(a～f)

6）左手握住右侧衣领内侧下拉脱下右袖,将隔离衣污染面向里,衣领及衣边卷至中央,放入指定容器内。

（三）防护服穿脱方法

1. 穿防护服:连体或分体防护服,应遵循先穿下衣,再穿上衣,然后戴好帽子,最后拉上拉链的顺序。

2. 脱防护服

（1）分体防护服

1）应先将拉链拉开。

2）向上提拉帽子,使头部脱离帽子。

3）脱袖子、上衣，将污染面向里脱下后放入指定容器内。

4）脱下衣，由上向下边脱边卷，污染面向里，脱下后放入指定容器内。

（2）连体防护服

1）脱连体防护服时，先将拉链拉到底，如图4-12a。

2）向上提拉帽子，使帽子脱离头部，如图4-12b，

3）脱袖子，从上向下将污染面向里，边脱边卷，直至全部脱下，如图4-12c、图4-12d。

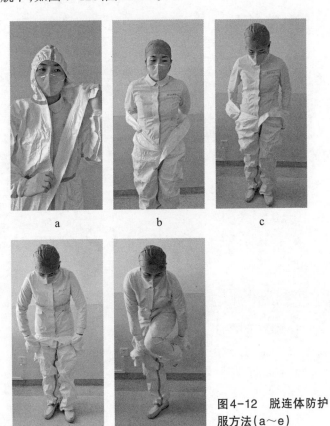

a   b   c

d   e

图4-12　脱连体防护服方法（a～e）

4）全部脱下后放入指定容器内，如图4-12e。

（四）注意事项

1. 使用前应检查隔离衣是否清洁干燥、有无破损；如有潮湿、渗漏或破损应及时更换。

2. 重复性使用的隔离衣每次使用后需清洗、消毒后再使用。

3. 隔离衣或防护服只限于规定区域内穿脱。穿上隔离衣或防护服后，护理人员只限于在规定区域内进行工作，不能进入清洁区。

4. 接触不同病种患儿时，应更换隔离衣或防护服。

5. 接触多个同类传染病患儿时，隔离衣或防护服若无明显污染可连续使用。

6. 接触疑似患儿，防护服应每个患儿之间进行更换。

7. 隔离衣或防护服被患儿血液、体液、污物污染时，应及时更换。

8. 严格按操作规程穿脱隔离衣或防护服，避免污染自身。

第五节 护理人员防护用品穿脱程序

一、穿戴防护用品程序

护理人员个人防护应依据标准预防的原则，根据暴露风险程度采取分级防护，一般分为三级防护。应严格按照区域流程，在不同的区域，穿戴不同的防护用品，离开时按要求摘脱，并正确处理使用后物品。若穿脱顺序错误或不熟悉,可能导致自身污染,危害护理人员身体健康。

(一)一级防护穿戴防护用品顺序

1. 洗手。
2. 戴一次性工作帽。
3. 戴一次性外科口罩。
4. 戴手套。

(二)二级防护穿戴防护用品顺序

1. 洗手。
2. 戴一次性工作帽。
3. 戴医用防护口罩。
4. 穿隔离衣或防护服。
5. 戴护目镜或防护面罩(必要时)。
6. 戴手套(压住袖口)。
7. 穿鞋套。

(三)三级防护穿戴防护用品顺序

1. 洗手。
2. 戴一次性工作帽。
3. 戴医用防护口罩,做闭合性检测。
4. 穿防护服:先穿下身,再穿上身,戴上连体防护帽子,拉上拉链。
5. 戴内层手套(包裹住防护服袖口)。
6. 穿防渗隔离衣。
7. 戴外层手套(包裹住隔离衣袖口)。
8. 戴防护面罩。
9. 穿鞋套。

（四）穿戴防护用品应遵循的程序

1. 清洁区进入潜在污染区：洗手→戴帽子→戴医用防护口罩→穿工作衣裤→换工作鞋后→进入潜在污染区。手部皮肤破损的戴乳胶手套。

2. 潜在污染区进入污染区：穿防护服/隔离衣→戴护目镜/防护面罩→戴手套→穿鞋套→进入污染区。

二、脱除防护用品程序

（一）一级防护脱除防护用品顺序

1. 手消后脱手套。

2. 脱一次性外科口罩。

3. 脱一次性工作帽。

4. 洗手。

（二）二级防护脱除防护用品顺序

1. 手消后脱手套。

2. 脱隔离衣（解开背带，双手胸前交叉反脱隔离衣，将外层包裹在内）/防护服。

3. 拿住护目镜或防护面罩的前部，摘除护目镜或防护面罩。

4. 脱鞋套。

5. 洗手和（或）手消毒。

6. 脱口罩。

7. 脱帽子（示指伸入帽子内，摘除帽子）。

8. 洗手。

（三）三级防护脱卸防护用品的顺序

1. 手消毒,脱外层鞋套。

2. 手消毒,脱外层手套和隔离衣。

3. 手消毒;拿住防护面罩的前部,摘除防护面罩。

4. 手消毒,脱防护服,同时脱内层手套及内层鞋套（由上向下,由内向外卷折）。

5. 手消毒,脱口罩。

6. 手消毒,脱手套;摘除帽子。

7. 洗手。

8. 消毒耳鼻、漱口、沐浴、更衣。

（四）摘脱防护用品应遵循的程序

1. 护理人员离开污染区进入潜在污染区前：摘手套、消毒双手→脱隔离衣或防护服→脱鞋套→摘护目镜或防护面罩→洗手和（或）手消毒→进入潜在污染区,洗手或手消毒。用后物品分别放置于专用污物容器内。

2. 从潜在污染区进入清洁区前：洗手和（或）手消毒→脱工作服→摘医用防护口罩→摘帽子→洗手和（或）手消毒后,进入清洁区。后物品分别放置于专用污物容器内。

3. 离开清洁区：沐浴、更衣→离开清洁区。

（五）注意事项

1. 护理人员进入隔离区工作前,应进行个人防护用品正确选用与穿脱程序培训,培训考核合格后,方可上岗。

2. 个人防护用品应置于不同区域,护理人员在不同区域穿戴和脱摘相应的防护用品;注意呼吸道、口腔、鼻腔黏膜和眼睛的卫生与防护。

3. 个人防护装备脱卸应切记动作轻柔、熟练；防止污染自身与环境物体表面；严禁无个人防护的人员在场。

4. 脱卸的个人防护装备，应根据是否回收复用，分类分容器（污物袋）收集。

5. 隔离区工作的护理人员应每日监测体温两次，体温超过37.5℃及时就诊。

6. 护理人员应严格执行区域划分的流程，按程序做好个人防护，方可进入隔离区工作，下班前应沐浴、更衣后，方可离开隔离区。

7. 离开隔离区前应对佩戴的眼镜进行消毒。

8. 空气与物体表面的消毒应遵循《消毒技术规范》。

第六节　常见护理职业暴露防护及预防措施

一、血液和体液皮肤黏膜暴露的防护

传染病患儿的血液、体液、各种分泌物、排泄物及用过的衣物和器具均可能存在传染性，而传染科护理人员在护理操作中不可避免地会与之相接触。护理人员可以通过采取综合性防护措施，减少血液和体液皮肤黏膜暴露风险。

（一）血液和体液皮肤黏膜暴露原因

1. 处理工作台面、地面及墙壁的血液、体液时未先进行消毒，而是直接擦洗。

2. 在进行接触血液、体液的操作时未戴手套。

3. 抢救患儿时，护理人员的手或衣服可能接触患儿的血液或体液时，未及时采取有效的防护措施，特别是手部有破损时；或发生意外时，如患儿的血液、分泌物溅入护理人员的眼睛、鼻腔或口腔中。

4. 在为患儿实施心肺复苏时，徒手清理口腔内的分泌物及血液、口对口人工呼吸时。

5. 进行有可能接触患儿血液、体液的诊疗、护理操作时，未采取正确防护措施。

（二）血液和体液皮肤黏膜暴露预防措施

1. 预防职业危害最有效的措施是尽量或完全消除工作场所的危害，并配备充足的防护设施，如各类口罩、手套、护目镜、防护面罩、隔离衣（防护服）、冲眼装置、淋浴系统等；有计划开展疫苗接种。

2. 应当遵照标准预防原则，护理人员应按不同场景和暴露风险正确选择个人防护用品。

3. 避免皮肤黏膜直接与患儿的血液、体液接触，护理人员进行有可能接触患儿血液、体液的护理和操作时必须戴手套，手部皮肤发生破损或者在进行手套破损率比较高的操作时，应戴双层手套。脱去手套后立即洗手或手消毒。

4. 提高正确洗手依从性：护理人员在接触患儿前后，特别是接触血液、排泄物、分泌物及污染物品前后，无论是否戴手套都要洗手，并提高正确洗手依从性。

5. 在护理操作过程中，有可能发生血液、体液飞溅到护理人员的面部时，应当戴具有抗湿性能的口罩、护目镜或防护面罩；有可能发生血液、体液大面积飞溅或者有可能污染护理人员的皮肤或衣服时，还应当穿戴具有抗湿性能的隔离衣或者围裙。

6. 可能发生职业接触的工作场所，应禁止进食、饮水、吸烟、化妆和摘戴接触镜(隐形眼镜)等。

7. 禁止食品和饮料混置于储存血液或其他潜在感染物质的冰箱、冰柜、抽屉、柜子和桌椅面等。

8. 在维修或运输可能被血液或其他潜在感染性物质污染的设备前应当检查,并进行必要的消毒。在被污染的设备上张贴生物警示标识和中文警示说明。

9. 医疗废物及排泄物的处理:对使用过的一次性医疗用品和其他固体废弃物,均应放入双层防水污物袋内,采用鹅颈结打包并贴上相应标签,按医疗废物规定统一处理。患儿排泄物和分泌物等污物倒入专用密闭容器内,经过消毒后排入污水池或下水道内。

二、锐器伤防护

(一)术语和定义

1. 锐器:指能刺破皮肤的物品。包括注射针、穿刺针和缝合针等针具,各类医用或检测用锐器、载玻片、破损玻璃试管、安瓿、固定义齿或暴露在外的金属丝及实验室检测器材等。

2. 锐器伤:由锐器造成的皮肤损伤,它是护理人员最常见的职业损伤。

(二)引起锐器伤的利器种类

1. 玻璃类:主要有玻璃药瓶、玻璃安瓿、玻璃输液瓶、玻璃器皿、玻璃试管、玻璃注射器及体温计等。

2. 金属类:主要有注射器针头、输液(血)器针头、静脉输液针头、各种穿刺针、套管针、手术时使用的缝合针、手术刀片及手术剪刀等。

（三）引起锐器伤的原因

1. 自我防护意识淡薄：护理人员对锐器伤的危害性认识不足，缺乏系统防护知识培训，是发生锐器伤不可忽视的重要原因。例如护理人员在接触患儿的血液、体液时没有采取防护措施；锐器伤报告制度的执行力度不够等。

2. 技术不熟练或操作不规范：护理人员使用锐器进行护理操作时，粗心大意、技术不熟练或操作不规范，如护理人员错误的拔针方法、徒手掰安瓿、随便丢弃一次性注射器针头、留置针针芯、直接用手接触锐器等，都与锐器伤的发生有密切关系。

3. 意外损伤：如护理人员在整理治疗室、治疗盘时，意外被裸露的针头或碎玻璃扎伤；在刷洗医疗器械时受伤等。

4. 患儿因素：护理人员在工作中，常遇到一些极度不配合的患儿和家属，护士在操作中易产生紧张情绪，导致操作失误而发生锐器伤；另外，在操作过程中，患儿突然躁动极易导致针头或刀片伤及护理人员。

5. 身心疲劳：科室护理人力配备不足、工作量和压力过大，护士家庭矛盾等均会导致护理人员身心疲乏，在护理操作时精力不集中而导致意外损伤。

6. 教育培训不够，防护用品不到位：对护理人员未进行安全防护相关知识培训或培训不到位；防护用品配备不足，如考虑医疗用品成本而限制手套的使用；未引进具有安全防护功能的一次性医疗用品（带自动毁形装置）等，均会增加护理人员针刺伤的概率。

（四）锐器伤预防原则

1. 优先等级原则：锐器伤防护应遵循优先等级原则。

首先是消除风险,其次是设施或设备管理和行为控制,最后是个人防护和接触后预防措施。

2. 消除风险:锐器伤防护的最有效措施是尽量或完全消除工作场所的危害。

3. 环境、设施或设备管理:可以通过设施和设备管理控制或转移工作场所的锐器伤危害,来降低护理人员遭受锐器伤的风险。如工作场所布局和流程合理,保证充足光线等。

4. 管理措施:通过制订锐器伤风险控制流程或工作指南、完善护理操作规程;严格执行护理操作常规和消毒隔离制度;做好护理人员岗前培训和在职培训与考核;提供一定的人力、物力、政策及技术支持等一系列管理措施,尽量减少护理人员锐器伤。

5. 行为控制:护理人员可以通过改变行为来减少锐器伤。如锐器用完后直接放入锐器盒;在锐器盒装满之前及时处置等。

（五）锐器伤预防措施

1. 尽量或完全消除工作场所中锐器伤危害。如消除不必要的锐器和针和尽量少用锐器或针具;取消所有不必要的注射;采用无针系统进行静脉注射;移走所有的不安全装置等。

2. 在进行侵袭性诊疗、护理、实验操作过程中,要保证工作环境有充足的光线。

3. 建立和完善锐器伤防护制度,加强安全教育,提高自我防护意识,使用安全工具,规范操作行为,做好预防接种,完善防护措施。

4. 安全注射:取消所有不必要的注射,必须注射时采用安全注射。① 采用真空采血系统采集血液标本；② 使用可来福接头、一次性无针头输液管路等无针连接系统；③ 采用具有安全保护性装置的用品，如可自动毁形的安全注射器、回缩或自钝注射器、带保护性针头护套的注射器及安全型静脉留置针等。

5. 规范锐器使用时的防护：① 锐器用完后应直接放入锐器盒；② 抽吸后立即用单手套上针帽；③ 静脉用药时最好采用三通给药；④ 使用安瓿制剂时，应先用砂轮划痕后再掰安瓿，掰安瓿时应垫以棉球或纱布等。

6. 纠正易引起锐器伤的危险行为：① 禁止用双手分离污染的针头和注射器；② 禁止用手直接接触使用后的针头、刀片等锐器；③ 禁止用手折弯或弄直针头；④ 禁止双手回套针帽；⑤ 禁止用手直接传递锐器。

7. 规范处置医疗废物：① 禁止用手直接拿取被污染的破损玻璃物品，应使用刷子、垃圾铲和夹子等器械处理；② 锐器用完后应直接放入防穿刺、防渗漏、有警示标识或安全标色和中文警示说明的锐器盒中；③ 病区内应配备足够的锐器回收器；④ 严格执行医疗废物分类标准，锐器不应与其他医疗废物混放，锐器盒不可装太满，封存好的锐器盒要有清晰的标志。

8. 做好锐器伤后管理：护理人员在工作中发生锐器伤后，应立即做好局部的处理，并根据情况进行再处理。详见本章第七节职业暴露应急处理。

9. 与患儿沟通配合：在护理过程中，应体谅和宽容不合作的患儿，尽最大可能与其沟通，以取得患儿及家属的信任，从而达到治疗与护理的目的，必要时请他人协助，尽量减少锐器伤。

10. 适当调整护理人员工作强度和心理压力：实行弹

性排班制,加强治疗高峰期的护理人力配备,以减轻护士的工作压力,可减少锐器伤的发生。

三、负重伤防护

负重伤是指护理人员由于职业关系经常需要搬动重物,当身体负重过大或用力不合理时,所导致的肌肉、骨骼或关节的损伤。

(一) 负重伤的原因

1. 工作强度大:工作繁重,长时间站立工作,加之传染病患儿起病急、病情变化快,护理人员常处于高度紧张状态,随时准备处理突发事件。如用力不合理或不当,可使腰部受损,导致职业性腰背痛、腰椎间盘突出症或下肢静脉曲张等负重伤的发生。

2. 长期蓄积性损伤:损伤是护理人员发生腰椎间盘突出症的常见病因,长期蓄积性损伤是其重要的诱发因素。护理人员在进行护理操作中,弯腰、扭转动作较多,对腰部损伤较大。长期蓄积性损伤可导致腰部负荷进一步加重。另外,急性腰部扭伤也容易引发腰椎间盘突出症。

3. 繁重的防护用品,长时间、高强度的护理工作也容易导致护理人员出现腰背酸痛等负重伤。

(二) 负重伤的预防措施

1. 加强锻炼,提高身体素质:加强腰部锻炼是预防负重伤的重要措施。锻炼可提高机体免疫力、肌肉的柔韧性,增加骨关节活动度,防止发生负重伤。

2. 保持正确的工作姿势:在日常工作中,应注意保持正确的身体姿势,良好的身体姿势不仅可以预防职业性腰背痛的发生,还可延缓腰椎间盘突出症的发生。如站立或坐位时,尽可能保持腰椎伸直,使脊柱支撑力增大,避免因过度屈曲引起腰部韧带劳损,减少身体重力对腰椎的损伤。半弯腰或弯腰时,应两足分开使重力落在髋关节和两足处,降低腰部负荷。弯腰搬重物时,应先伸直腰部,再屈髋下蹲,后髋及膝关节用力,随后挺腰将重物搬起。

3. 经常变换工作姿势:护理人员在工作中,应避免长时间保持一种体位或姿势,要定时变换体位,以缓解肌肉、关节及骨骼疲劳,减轻脊柱负荷。另外,护理人员也要避免剧烈活动,以防腰部肌肉拉伤等。

4. 使用劳动保护用具:在工作中,护理人员可以佩戴腰围等保护用具以加强腰部的稳定性,腰围只有在活动、工作时使用,其他时间最好不用,以免长时间使用造成腰肌萎缩,产生腰背痛等症状;腰椎间盘突出症急性期疼痛加重时除外,应坚持佩戴腰围,只在卧床休息时解下。

5. 促进下肢血液循环:长时间站立工作可导致下肢血液回流受阻而发生下肢静脉曲张。为了预防下肢静脉曲张的发生,在站立工作时护理人员应注意:① 避免长时间保持同一姿势,经常变换体位、姿势或进行适当轻微活动,以促进下肢血液循环;② 站立时,可让双下肢轮流支撑身体重量,并可适当做踮脚动作,促进小腿肌肉收缩,减少静脉血液淤积;③ 工作间歇可尽量抬高下肢或做下肢运动操,以促进血液回流;④ 穿弹力袜或捆绑弹力绷带,可以促进下肢血液回流,减轻或消除肢体沉重感和疲劳感。

6. 养成良好的生活习惯:① 提倡睡硬板床,并注意床垫的厚度要适宜;② 从事家务劳动时,注意避免长时间弯腰活动或尽量减少弯腰次数;③ 减少持重物的时间及重量。

7. 科学合理饮食：科学合理饮食可以增强护理人员体质，减少负重伤的发生。如维生素B是神经活动时需要的营养素，可缓解疼痛，解除肌肉疲劳；维生素E可扩张血管、促进血流，消除肌肉紧张。建议护理人员在日常多食用以下食物：① 多食富含钙、铁、锌的食物，如牛奶、菠菜、西红柿及骨头汤等；② 增加机体内蛋白质的摄入量，如多食用肉、蛋、鱼及豆制品等；③ 多食富含B族维生素、维生素E的食物，如杂粮、花生及芝麻等。

四、器械相关压力性损伤防护

在传染病区一线工作的护理人员每天需要根据不同场景、不同区域，穿戴不同种类的防护用品，如防护服、护目镜、医用防护口罩、面罩、乳胶手套等。由于长时间使用防护用品，与之相关的职业损伤也频频发生，例如疼痛、麻木、压红，甚至破损等器械相关压力性损伤（device related pressure injuries，DRPI），损害了护理人员健康。传染病区管理者应重视DRPI，采取有效的预防措施来降低护理人员因佩戴防护用品而导致的DRPI。

（一）器械相关压力性损伤产生的原因

1. 力学因素：引起DRPI的核心因素是压力、剪切力、摩擦力等力学因素。DRPI常发生于防护用品直接压迫的皮肤之下，尤其以脂肪组织较少的部位为主。护理人员颜面部和颈部由于皮下脂肪较少，更容易造成DRPI。

2. 潮湿：护理人员穿着不透气的防护服，劳动强度大，出汗多，面部潮湿，密闭时间过长容易引起皮肤浸渍；加之防护服透气性、活动性较差，更增加皮肤潮湿度，增加护理人员发生DRPI的风险。

3. 器械使用时间：DRPI的发生与防护用品的材质和使用时间有关。研究显示，器械使用时间越长，相关压力性损伤发生的风险越高。

4. 防护用具材质：为保证患儿和自身安全，有效阻断传染病在个体之间的传播，护理人员需穿戴不同种类的防护用品。研究显示，硬的/无弹性的器械、难以调整/固定/抬起/移除的器械会增加DRPI发生的风险。新型冠状病毒肺炎疫情防控期间，临床也发现：活动性差、弹性弱、材质较硬的防护用品容易产生摩擦力而导致DRPI；设计不合理的防护用品会直接对皮肤产生压力，容易造成皮肤、黏膜等处产生DRPI。如护士佩戴的护目镜与机体接触面积小、质地硬，容易造成鼻部、脸颊部、额部、耳廓后部等部位DRPI。

5. 自身因素：DRPI的发生与护理人员自身因素有关。包括护理人员年龄、营养状况等全身性因素；也与护理人员局部因素有关，如自身皮肤状况、皮肤温湿度等。

（二）器械相关压力性损伤预防措施

1. 选择规格合适的防护用品。
2. 尽量保持局部皮肤清洁，适度保湿。
3. 定期自查和评估皮肤情况等。详见本章第七节。

五、呼吸道传播性疾病职业暴露的预防

儿童易患肺结核、水痘、病毒性腮腺炎、流行性脑脊髓膜炎等经空气或飞沫传播的呼吸道传染病。由于呼吸道传播疾病有较强的传染性，可通过近距离空气飞沫、接触患者

分泌物传播,故儿童传染科护理工作者更应注意呼吸道传播疾病的职业防护,应在标准预防基础上,严格执行飞沫隔离或空气隔离的医院感染预防措施;严格按照分级防护的原则,正确、科学选用防护用品,避免发生呼吸道传播性疾病职业暴露。

（一）术语和定义

1. 呼吸道病原体（respiratory pathogens）:指存在于呼吸道分泌物、血液中能引起人体呼吸道感染症状的生物体,其中包括细菌、病毒、支原体、衣原体等。

2. 呼吸道传染病（respirory infectious disease）:是指病原体从人体的鼻腔、咽喉、气管和支气管等呼吸道感染侵入而引起的有传染性的疾病,常见有流行性感冒、麻疹、水痘、风疹、流行性脑脊髓膜炎、流行性腮腺炎、肺结核等。

3. 呼吸道病原体职业暴露（occupational exposure to respiratory pathogens）:指医务人员从事诊疗、护理等工作过程中,意外吸入含有各种呼吸道病原体的分泌物飞沫,以及因直接或间接接触被各种呼吸道病原体感染的呼吸道分泌物、血液而污染了皮肤、黏膜或共用物品,有可能被病原体感染的情况。

（二）常见的呼吸道传播性疾病职业暴露原因

1. 缺乏呼吸道防护措施:如在未佩戴良好个人呼吸防护设备的情况下,与有咳嗽、鼻塞、流涕或呼吸道分泌物增多体征而未被诊断患有可传播呼吸道疾病的患者近距离接触、行气管插管或吸痰等。

2. 呼吸道防护措施被破坏:如护理人员口罩脱落、口罩损坏后继续工作等不安全情形。

3. 使用无效呼吸道防护措施：如未按暴露风险等级，佩戴正确类型的防护口罩；使用的防护用品不符合规范要求等。

4. 不安全行为：护理人员操作不规范，造成自身感染。如用被污染的手接触口鼻或眼结膜；脱除防护用品时污染自身；徒手留取血痰标本，整理与呼吸道分泌物接触过的医疗废物等。

（三）呼吸道传播性疾病的预防措施

1. 有效预防是避免呼吸道传播性疾病职业暴露的最佳措施。护理人员应严格执行飞沫隔离或空气隔离的医院感染预防措施，严格按照分级防护的原则，正确、科学选用防护用品，规范执行自身护理行为。

2. 患儿明确诊断或疑为飞沫传播性疾病时，护理人员需戴帽、戴医用N95防护口罩；进行可能产生喷溅操作时戴护目镜或防护面罩，穿隔离衣或防护服；操作或接触患者血液、体液、分泌物、排泄物时戴手套。

3. 患儿明确诊断或疑为空气传播性疾病时，在飞沫传播性疾病预防措施基础上，必须使用N95防护口罩。

4. 加强环节控制

（1）正确地佩戴口罩是呼吸道传播疾病预防的第一步，错误佩戴口罩等同于没有戴口罩。

（2）脱下口罩后，应避免触摸口罩外侧部分，因为这部分可能布满了细菌或病毒。

（3）不要在可能有病原体存在的空间戴口罩，应尽量在进入潜在污染区前就戴好口罩。

（4）工作过程中，不能用手挤压口罩外侧面。包括N95口罩都只能把病原体隔离在口罩表层，如果用手挤压口罩，可使病原体随飞沫湿透口罩,增加感染发生风险。

(5)口罩不能悬挂于颈上或者放于口袋内再次使用。

(6)离开污染区要将用过的口罩放入医疗垃圾桶内。

(7)尤其要注意穿脱防护用品的正确顺序和操作规范性,否则容易导致自身感染。

六、心理防护与疏导

随着科技进步,医疗水平的提升,社会对医疗和护理效果都抱有很高的期待值,也对护理人员的工作提出了更高要求;加之传染科护理人员每天都要密切接触各类传染患儿、不仅工作强度大、需时刻注意操作的规范性、避免职业暴露的发生、还要面对患儿的痛苦与死亡,这些均会增加护理人员心理压力;同时,由于传染疾病的易传染性,病区多是隔离、独立的,形成一种封闭或者半封闭的结构,缺乏与外界的沟通交流,这样一种压抑的工作环境对护理人员的心理健康也带来许多负面影响。

(一)产生原因

1. 服务对象特殊性:传染科经常面对的疾病如病毒性肝炎、麻疹、肺结核、艾滋病等,存在很大的感染概率,传染病患儿血液、体液、分泌物等都带有极强的感染性,使得传染科的护理人员处于职业暴露高风险状态;同时,护理人员面对的服务对象为儿童,多数患儿对于自身病情缺乏良好表达能力,对护理技能水平需求也较高,护理人员往往需要承受患儿及家长、疾病特殊性的多重压力,导致护理人员长期处于心理紧张中,心理问题比较突出。

2. 工作强度:护理人员排班模式为三班制,夜班频繁,没有固定的节假日及休息时间；由于护理工作范围界定不清，后勤系统不健全，护理人员还需要承担许多非护理性工作，这些因素导致了护理人员的工作强度高。长期高强度、超负荷的工作不仅拖垮了护理人员的身体，更导致护士心理疲惫。

3. 职业倦怠：由于传染病的特殊性，护理人员作为最早、最直接接触患儿的工作者，工作量、工作强度及工作风险相比其他科室较高。工作负荷、工作压力增加，职业暴露风险高，担心传染给家人等原因，导致护理人员心理负担增加，职业倦怠加重。

4. 职业暴露风险高：传染科护理人员每天面对的疾病如病毒性肝炎、麻疹、肺结核等，具有很高传染性；传染病患儿的血液、体液和分泌物也具有极强的传染性；护理人员每天直接面对传染病患儿，存在着众多职业暴露风险，如意外直接接触病患的血液和分泌物；在治疗操作中发生锐器伤；频繁使用消毒剂引发过敏等，均直接威胁着传染科护理人员的身心健康。

5. 福利待遇低：护理人员作为医疗单位重要组成部分，但整个护理群体未得到足够重视，在医院地位比较低，相应福利待遇也比较低，护理人员的辛勤劳动得不到合理报酬，护理人员的护理服务价值得不到体现，这也是护理人员的一个压力源。

6. 支持系统缺乏：社会对于传染性病患持恐惧、逃避态度，同时连带着传染科的护理人员也得不到应有的尊重；传染科护理人员本身不仅承受着高风险、高强度的工作，还需承担家庭的责任和家务容易出现身心疲惫的情况；医院管理层重视不足以及社会支持的缺乏，均可导致传染科护士出现负面情绪。

7. 护理人员心理承受力低, 自身调节力差: 随着护理模式的转变, 要求护理人员将医学心理学的知识和技巧运用于自身和临床, 但目前, 多数护理人员未受过心理学知识和技巧的专门训练, 在工作和生活受挫时, 不善于正确运用心理学的知识及技巧, 进行心理平衡和调适; 另外, 某些护理人员自身的人格结构中有与职业角色不协调的成分, 如情绪易激怒等, 在面对一系列冲突和刺激时不善于调节, 这些均会影响护理人员的心理健康。

（二）预防措施

1. 降低职业暴露风险: 传染科应加大安全工作环境投入, 引进先进的医疗设备, 提供充足的防护用品, 加强病区的隔离消毒防护措施落实, 规范护理人员操作流程, 尽量降低护理人员职业暴露风险。

2. 人性化管理: 完善传染科护理人力资源储备, 避免因人力短缺而造成护士长期疲劳作业; 实施弹性排班, 尽量满足护理人员合理、正当的需求, 在保证工作效率的同时, 给予护理人员充分的休息; 管理者应提高管理艺术和人格魅力, 学会倾听, 积极协调科室人际关系, 对护理人员多给予正面肯定, 增加护理人员的个人成就感。

3. 专业支持: 建立心理咨询室, 对护理人员提供专业的心理评估和疏导, 及时矫正其心理问题, 维护传染科护理人员的心理健康。

4. 自我心理调适: 刘秋鸣等研究显示: 护理人员职业压力与应对方式相关, 积极应对方式有利于提高护理人员的心理适应能力。可以通过学习心理学知识及技巧, 让护理人员学会应对各种压力的心理防卫技巧, 缓解其心理压力。

5. 完善支持系统：完善护理支持系统,减少非护理性工作。如充分利用计算机网络,减少护理文书书写工作；健全后勤支持系统,让后勤服务于临床；改善护理人员的生活待遇,提高护理人员薪金待遇,重视劳务价值,使护理人员得到合理报酬等；同时,应加强传染科护理工作重要性的正面宣传,让社会各界了解、尊重、关心和支持传染科护理人员,提高公众对传染科护理人员的职业认同度,提高护理人员的职业自豪感。

6. 和谐护患关系：加强宣教工作,明确和保障护理人员在工作中的权利；务必使患儿及家属了解遵守传染科规章制度是其应尽的义务,争取患儿及家属对传染科护理工作的理解和支持。

第七节　医疗器械相关压力性损伤

器械相关压力性损伤(devicerelatedpres-sureinjuries, DRPI)是衡量医疗机构患儿安全和护理质量的关键指标之一。过去,社会或研究者大多将关注点放于儿童、老年人、危重患者等病患人群,往往忽视了传染病护理工作者的职业相关压力性损伤。新型冠状病毒疫情防控期间,医护人员器械相关压力性损伤(DRPI)受到各方面的重视,出台了一系列相关建议和推荐,供临床护理人员借鉴。

一、术语和定义

器械相关压力性损伤(device related pressure injuries, DRPI)是由于体外器械产生压力而造成皮肤和(或)皮下组织（包括黏膜）的局部损伤，损伤形状与器械形状一致，包括皮肤DRPI和黏膜DRPI。

二、器械相关压力性损伤（DRPI）的成因

传染科护理人员每日与各类传染病患儿密切接触，需经常处理各种标本以及污染物，同时负担着医疗救护工作、隔离与防护工作。为抵御细菌或病毒等传染物的侵袭和感染，保护患儿和自身安全，护理人员需要长时间穿戴各种防护用品，颜面部由于多种防护用品叠加、密闭，加之长时间操作，局部受压、潮湿等，易产生疼痛、麻木、压红，甚至破损等器械相关压力性损伤（device related pressure injuries，DRPI）。引起DRPI的核心因素有压力、剪切力、摩擦力、潮湿等传统因素，以及器械的材质和使用时间等，详见本章第六节常见护理职业暴露防护及预防措施。

三、器械相关压力性损伤（DRPI）的评估

1. 评估工具：目前尚缺乏评估护理人员DRPI风险的专门工具。国际上常用的压力性损伤风险预测量表有Braden量表、Norton量表、皮肤评估工具（SAT）等，多用于病患。有研究指出，这类通用量表在一定程度上可预测医疗DRPI的发生，但缺乏特异性；对于护理人员的DRPI，常使用通用压力性损伤风险评估量表，再结合临床实际情况进行综合评估，以期对护理人员DRPI进行早期预警。

2. 评估内容：① 器械接触护理人员的局部皮肤完整性、温度、湿度、皮下脂肪厚度、水肿情况及与器械接触部位

的感知觉情况等；② 针对器械的评估，包括器械的材质、特性、使用时间、频率等。

3. 识别高危人群：长期佩戴医用防护用品，尤其是医用防护口罩和护目镜的护理人员。

4. 关注好发部位：DRPI常发生于器械直接压迫的皮肤之下，尤其以脂肪组织较少的部位为甚。据报道，护理人员发生DRPI的常见部位，即鼻部、脸颊部、额部、耳廓后部。

四、器械相关压力性损伤（DRPI）的评估过程及方法

1. 清洁皮肤并查看皮肤是否破损：穿戴防护面具前后，清洗面部并轻轻擦干，查看面部皮肤是否有破损，尤其注意好发部位。如发现破损，记录破损部位及范围。

2. 评估防护用品接触部位的皮肤情况：穿戴防护面具前后，需评估防护用品接触部位的皮肤情况。具体评估方法如下：① 温度评估：在防护用品接触部分的皮肤上随机选取1个测量点，采用红外热成像测温仪测量皮温，每个点连续测量3次，计算平均值并记录；② 湿度评估：通过手背或指尖感受接触部位皮肤的湿度并进行记录，包括很少潮湿、有时潮湿、潮湿、一直潮湿；③ 感知觉评估：使用棉签轻触接触部位的皮肤或黏膜，记录有无轻痒的感觉，包括感觉正常、感觉轻度丧失、感觉严重丧失、感觉完全丧失。

3. 评估防护用品：评估所用防护用品的材质、硬度、透气性、过敏性、贴合性、连续使用时长、使用频率、使用过程中是否存在摩擦、防护用品的尺寸是否适合、贴合性是否良好、佩戴和固定方法是否正确等。

五、器械相关压力性损伤（DRPI）的表现及治疗方法

护理人员常见发生的DRPI有：鼻部、脸颊部、额部、耳廓后部等部位压力性损伤；穿着不透气的防护服引起皮肤浸渍；摩擦引起皮肤机械损伤；接触防护用品致各类过敏等。针对DRPI导致的不同类型皮肤损伤，可以进行如下的对症治疗。

1. 过敏反应

（1）临床表现：皮肤表面的过敏反应较为常见。对于汗腺较为发达的手足等部位，好发汗疱疹等皮肤病，表现为对称性发生于手或足的大量小水疱，水疱位于表皮深层，略高出皮肤表面，可伴有瘙痒、刺痛或烧灼感；此外，还有乏脂性皮炎，表现为手部皮肤出现发红、干燥、破裂或出现刺痛、烧灼痛、瘙痒等。

（2）治疗方法：对于皮肤过敏部位，首先避免恶化，尽量保持干燥，不可用手搔抓或摩擦。根据严重程度和部位的不同，分别或联合采用"外用"＋"内服"的方法治疗，皮损部位可外用糖皮质激素类药物，如卤米松乳膏、丙酸倍他米松乳膏等，内用可口服西替利嗪、氯雷他定等抗组胺类药物，相关的抗过敏中药制剂也可以考虑使用。此外，手套等防护用品穿戴前可适当使用润肤剂，穿戴时间不宜过长。

2. 皮肤浸渍

（1）临床表现：如持续穿戴由某些不透气材质（如橡胶或塑料）制成的防护用品，很可能导致皮肤长期处于潮湿状态而发生皮肤浸渍。表现为局部皮肤质地变软、外形发白、起皱、容易脱皮等，进一步加重可能会形成皮肤炎症，具体表现为水肿、红斑的现象。

（2）治疗方法：症状较轻微时，可使用润肤乳或收敛剂

如氧化锌乳膏等,通过增强皮肤屏障功能避免外界有害物质渗透入侵。此外要避免直接擦洗皮肤,否则容易产生绳拉样疼痛。清洁时选用pH接近正常皮肤(pH约为5.5)的干净软毛巾轻柔擦拭。对于症状严重的情况,有研究报道使用3M品牌的无痛皮肤保护膜,在皮肤较长时间的恢复中较传统方法好,有利于浸渍皮肤的保护,同时可减轻伤口部位的疼痛。

3. 机械损伤

(1)临床表现:由于较长时间穿戴防护用品,皮肤组织长期受压摩擦,导致局部缺血,损伤表皮并向深层组织蔓延。常见部位有:与口罩绑带接触的颧骨、脸颊部、耳后;与口罩塑形处接触的鼻梁部,护目镜边缘,帽沿线;与"尿不湿"接触的腹股沟区,防护衣腰带紧束部等。常见表现有压痕、擦伤、紫癜等。

(2)治疗方法:压痕一般无需特殊处理,但若出现皮下淤血且反复无法消散时,可外用多磺酸粘多糖乳膏、肝素乳膏等药物,从而改善皮肤局部血液循环。皮肤破损处也可使用抗生素软膏局部涂抹,必要时外贴创可贴或者使用纱布包裹创面,通常建议等伤口痊愈后再继续佩戴防护用品。

4. 皮肤浅部真菌感染

(1)临床表现:由于长时间穿戴防护用具,局部容易形成多汗、潮湿、温暖的环境,可能出现体癣、股癣、足癣等皮肤浅部真菌感染,可累及躯干、腹股沟、臀部、足部等部位,表现为环状、半环状或不规则的红斑、丘疹、丘脓疱疹。

(2)治疗方法:研究发现,保持局部皮肤清洁干燥,对皮肤真菌感染部位积极给予抗真菌治疗和护理干预,能够有效促进感染皮肤的恢复。可局部外用抗真菌药如联苯苄唑乳膏、酮康唑软膏等;如效果不佳或皮损泛发,酌情使用系统抗真菌药物,如口服伊曲康唑或特比萘芬等。

5. 痤疮样损害

(1)临床表现:由于长时间佩戴口罩对皮肤的封闭及局部压力,可导致毛囊皮脂腺导管闭塞,加之护理人员存在工作强度大、作息不规律、精神压力过大等因素,这均能导致痤疮样损害或原有痤疮的加重,表现为颜面部不同程度的皮损。

(2)治疗方法:按一般痤疮治疗原则处理,每日至少温水洗脸2次,选用接近皮肤pH的温和肥皂,同时合理选择面部清洁剂及化妆品。对于症状较轻者,可外用抗生素类、维A酸类等药物,若痤疮症状十分严重,可酌情口服米诺环素或异维A酸等。若发现症状没有好转或存在恶化的迹象,建议早日前往专科医院皮肤科进行治疗。

六、器械相关压力性损伤(DRPI)的预防措施

1. 选择规格合适的防护用品:佩戴大小合适的防护设备,并调整至合适的松紧度,妥善的固定,保证防护用品密闭性的同时应避免脱落。可选择边缘稍宽的口罩和头戴式固定带,护目镜的宽窄和大小要根据使用者脸形、眼距进行判断,调节头带使其能妥善固定又无压痛。本身佩戴眼镜的可选择专用的眼镜防护罩或使用矫视安全防护眼镜,可减少防护用品对局部皮肤的压力。

2. 使用预防性敷料:戴口罩前,清洁局部皮肤,使用预防性敷料(如薄型泡沫敷料或水胶体敷料)进行保护;根据面部轮廓裁剪成大小合适的敷料,进行无张力粘贴;去除敷料时,注意不可强行垂直用力撕扯,应一只手压住敷料一端,另一只手捏住对侧,水平揭除。

3. 定期自查和评估皮肤情况：除选择与自身匹配的防护用品外，还应定期检查自身皮肤组织（至少每日2次），查看周围组织有无压力相关损伤的迹象，必要时可进行调整或更换，应尽量避开已经出现损伤的皮肤位置，从而减少二次损伤。

4. 保持皮肤适合的湿润度：维持皮肤的正常水合作用，对保护组织完整性至关重要，因此在佩戴医疗器械时要尽量避免皮肤水分过多或过少的状况。可选用透气性良好的材料制备防护用品，必要时与敷料联合使用效果更佳，以维持正常的皮肤内环境稳态。为预防皮肤过分干燥，可事先使用生理盐水和氯己定清洁皮肤或伤口，并使用石蜡、美洛林和凡士林等保湿剂滋润皮肤，使皮肤保持合适的润适度，从而降低DRPI发生的风险。

5. 培训教育：为达到良好的预防效果，关于DRPI的培训教育必不可少。可通过口头、图片、视频等多种不同方式，定期开展相关培训教育，教会护理人员防护用品的正确选择与佩戴方法，以及当皮肤出现哪些特殊情况时，如何及时处置的方法。

6. 合理排班：管理者可以根据人力、物力资源情况合理安排各个班次和时间，避免护理人员长时间作业。

7. 防护用品的改进：DRPI的发生与器械有密切关系，因此，针对防护用品的改进尤为重要。一方面，针对现有防护用品进行改进，在关键受压部位结合超薄敷料，减轻压力；改良现有防护用品的大小与形状，使其与使用者更贴合和匹配。另一方面，研发新型防护用品，从防护用品的原材料入手，创新现有防护用品的材质、设计等，改进防护用品的固定方式、硬度、大小、透气性等，从而改进防护用品的使用效率、舒适性和安全性。

第八节　职业暴露应急处理

许多致病因子都可以通过血液传播,目前已确定的血液传播疾病有乙型肝炎、丙型肝炎、艾滋病、埃博拉出血热、梅毒、疟疾等,其中以乙型肝炎、丙型肝炎、艾滋病最为常见与突出。尤其是艾滋病病毒感染等血源性传播疾病患儿逐渐增多,传染病护理人员经常接触传染病患儿的血液和体液,如注射、采血、输血、各类标本的采集等,因此也面临着锐器伤与血源性传播疾病职业暴露的巨大风险。护理人员一旦发生职业暴露,应立即进行应急处置,尽量减轻对护理人员的身心伤害。

一、锐器伤的应急处理

（一）应急处理措施

1. 受伤护理人员要保持镇静,戴手套者按规范迅速脱去手套。

2. 处理伤口

（1）立即用手从伤口的近心端向远心端挤出伤口的血液,但禁止在伤口局部挤压或按压,以免产生虹吸现象,将污染血液吸入血管,增加感染机会。

（2）立即在流动水下,用肥皂反复清洗冲洗污染的伤口和皮肤;暴露的皮肤黏膜,如眼结膜要反复用清水或生理盐水冲洗,期间避免揉搓眼睛。

（3）用75%乙醇或0.5%聚维酮碘（碘伏）消毒伤口,并包扎;如伤口大、出血较多者可外科就诊。

3. 评估：评估锐器伤和暴露风险。根据患儿血液中含有病原微生物（如病毒、细菌）的多少和伤口的深度、范围及暴露时间进行评估，并做相应处理。

4. 建立损伤后登记上报制度：护理人员发生针刺伤后，应报告部门负责人，预防保健科及医院感染管理科。填写《职业暴露个案报告表》，尽早进行相应干预或处置，管理部门应建立受伤护理人员的监控体系，追踪伤者的健康状况；积极关心受伤护理人员的心理变化，做好心理疏导。

（二）尽快确立暴露源

1. 如有明确暴露源，应对暴露源血样进行梅毒、HAV、HIV、HCV等抗体检测，若阴性则排除暴露。若暴露源血样检测结果为梅毒、HAV、HIV、HCV阳性，则尽早采取相应的预防措施。

2. 如不能明确暴露源，则需进行梅毒、HAV、HV、HCV、HDV本底检查，并定期追踪、随访。

（1）建立护理人员健康档案，定期为护理人员进行体检，并接种相应的疫苗。

（2）建立锐器伤处理流程。

二、血源传播性疾病职业暴露后应急处置

（一）乙型肝炎病毒（HBV）暴露后应急处置

1. 未接种过乙肝疫苗HBs抗原（-）和HBs抗体（-），应立即（最好在24 h内）注射乙肝免疫球蛋白200 U，并同时在不同部位接种一针乙型肝炎疫苗（20 μg），于1个月和6个月后分别接种第二针和第三针乙型肝炎疫苗（各20 μg）。

2. 职业暴露的护理人员以往接种过乙肝疫苗，无抗体产生，或 HBs 抗体(+)，定量 < 10 mU/mL，给予 48 h 内肌内注射乙肝免疫球蛋白 200 U，同时强化注射乙肝疫苗 1 次。

3. 职业暴露的护理人员以往接种过乙肝疫苗，HBs 抗体(+)，定量 > 10 mU/mL，则不需预防用药。

4. 暴露后 3 个月、6 个月应检查 HBsAg、抗 HBs、ALT。

（二）丙型肝炎病毒（HCV）暴露后应急处置

1. 没有适用于丙型肝炎暴露后预防药物，但发生职业暴露的护理人员必须进行血清本底检查，暴露后 4～6 个月再次追踪检查，并根据复查结果进行相应抗病毒治疗。

2. 早期诊断是否丙型肝炎病毒感染，应在暴露 4～6 周后检测丙型肝炎病毒 RNA。

（三）丁型肝病毒（HD）暴露后应急处置

丁型肝炎只发生在有乙型肝炎感染的患儿，乙型肝炎暴露后应急处置也同样适用于丁型肝炎职业暴露。

（四）梅毒职业暴露后应急处置

1. 建议长效青霉素肌肉注射，240 万 U，每侧部注射 120 万 U/次，每周 1 次，连续注射 2 周。

2. 青霉素过敏：多西环素（强力霉素）100 mg，每日 2 次，连用 14 天；或四环素 500 mg，每日 4 次，口服，连用 14 天；头孢曲松最佳剂量和疗程尚未确定，推荐每日 1 g，肌注，连用 8～10 天；或阿奇霉素 2 g，单次口服，但已有耐药报道对青霉素过敏者可选红霉素等。

3. 停药后每隔 1 个月检测梅毒血清 1 次，连查 3 次。

（五）艾滋病病毒（HIV）暴露后应急处置

据研究,每例被HIV阳性患儿针刺伤后,护理人员获得HIV的可能高达0.2%～0.4%。所以必须尽快采取相应应急处置措施。

1. 术语和定义：职业暴露是指在从事艾滋病防治工作及执行相关工作的过程中,被艾滋病病毒感染者或艾滋病患儿的血液、体液污染了破损的皮肤或非胃肠道黏膜,或被含有艾滋病病毒的血液、体液污染了的针头及其他锐器刺破皮肤,从而可能被艾滋病病毒感染的情况。

2. 危险性评估：发生艾滋病病毒职业暴露后,应对暴露级别和暴露源病毒载量水平进行评估。

（1）确定暴露级别：根据暴露源（含有艾滋病病毒的体液、血液或者含有体液、血液的医疗器械、物品）的不同接触方式,将艾滋病病毒职业暴露级别分为三级。

1）一级暴露：暴露源沾染了有损伤的皮肤或黏膜,暴露量小且暴露时间较短。

2）二级暴露：暴露源沾染了有损伤的皮肤或黏膜,暴露量大且暴露时间较长；或暴露类型为暴露源刺（割）伤皮肤,但损伤程度较轻,为表皮擦伤或针刺伤。

3）三级暴露：暴露源刺（割）伤皮肤,损伤程度较重,为深部伤口或刺（割）伤物有明显可见的血液。

（2）暴露源病毒载量水平

1）经检验,暴露源为艾滋病病毒阳性,但滴度低,艾滋病病毒感染者无临床症状,CD4计数正常者,为轻度类型。

2）经检验,暴露源为艾滋病病毒阳性,滴度高,艾滋病病毒感染者有临床症状,CD4计数低者,为重度类型。

3）不能确定暴露源是否为艾滋病病毒阳性者,为暴露源不明型。

3. 暴露后的应急处理

（1）局部紧急处理措施

1）用肥皂和水清洗污染的皮肤，用生理盐水冲洗黏膜。

2）如有伤口，应尽可能由伤口的近心端向远心端挤出损伤处的血液，用肥皂水或清水反复冲洗。

3）受伤部位的消毒：伤口用消毒液（如75%乙醇、0.2%～0.5%过氧乙酸、络合碘等）浸泡或涂抹消毒，并包扎伤口。被暴露的黏膜，应用生理盐水或清水冲洗干净。

（2）报告：发生艾滋病职业暴露，护理人员应立即处理伤口，然后报告科主任或护士长和医院感染办公室，在CDC专家的指导下，根据暴露级别和暴露源病毒载量水平，对发生艾滋病病毒职业暴露的护理人员，采取相应的应急措施。

（3）预防性用药

1）用药时间：预防性用药应当在发生艾滋病病毒职业暴露后4 h内实施，1 h以内效果好，＞4 h效果降低，最迟不得超过24 h，即使超过24 h，也应当实施预防性用药。

2）基本用药方案和强化用药方案的疗程均为连续服用28天。

3）育龄妇女在预防性用药期间，应避免或终止妊娠。

4. 应急后处理

1）事故登记：职业暴露人员向医院感染管理科报告，并按要求填写相关登记表。登记的内容包括：艾滋病病毒职业暴露发生的时间、地点及经过；暴露方式；暴露的具体部位及损伤程度；暴露源种类和含有艾滋病病毒的情况；处理方法及处理经过，是否实施预防性用药、首次用药时间、药物毒副作用及用药的依从性情况；定期检测及随访情况。

2）监测：职业暴露人员在暴露后的第4周、第8周、第12周及6个月时对艾滋病病毒抗体进行检测，对服用药物的毒性进行监控和处理，观察和记录艾滋病病毒感染的早期症状等。

3）保密：无论重大事故或小型事故，在处理的全过程中，单位和个人对事故涉及的职业暴露人员均应严格做好保密工作，及时对职业暴露人员进行心理干预。

第五章
护理人员核心能力分层培训

第一节 分层管理标准

一、目的

根据云卫〔2011〕342号文件《云南省推广优质护理服务工作方案的通知》精神及《云南省三级综合医院评审细则》《云南省临床重点专科建设项目临床护理评分标准》等内容要求，参考《临床护士在职培训指导》丛书（人民卫生出版社），结合临床护理工作的实际情况，与护士分层及护理学历、职称相联系，探索护士分层级培训新思路、护士岗位准入标准、培训目标、岗位技能要求与护士的分层级培训有机结合，把临床护理岗位分为N0-N4五级进行培训。

二、标准

【岗位说明书】

1. 助理护士——N0级护士

（1）岗位技术准入标准：护理全日制本科及以上学历，试用期护士，或执业地点未注册至我院的护士。该护士不能独立承担临床护理工作。

（2）培训目标

1）在临床带教老师的指导下进行临床护理工作。

2）完成岗前培训。

3）参加院级、科级的层级培训。

（3）培训及考核内容

1）理论知识：如何有良好的职业形象；手卫生与职业防护；外周静脉留置针的应用及护理；儿童生命体征正常值。

2）技能操作：七步洗手法、生命体征的监测、多功能监护仪使用法、大便采集法、尿液采集法、穿脱隔离衣。

2. 初级护士——N1级护士

（1）岗位技术准入标准

1）护理大专专业及以上学历，获护士执业证，护士或低年资护士。

2）在医院从事护理工作3年及以下。

（2）培训目标

1）熟悉医院的服务宗旨、工作环境、管理体系及各项规章制度。

2）掌握护理基本知识及基本技能，能护理各种患儿。

3）熟悉各种疾病护理常规及应急状态下的处理流程。

4）完成规范化培训及院内急诊轮转3个月，并在护理部备案。

（3）岗位技能要求及职责

1）评估与干预能力。患儿护理：采集病史，对患儿做出系统评估，采取相应的护理措施，提供安全可靠护理；客观记录患儿病情变化及治疗护理要点，参与患儿的抢救，能适应紧张的工作环境。专业技能：严格按规章制度和操作规程操作，熟悉使用科内仪器、设备；熟悉本科室常用药物的作用和不良反应,发现问题及时上报。

2)专科能力。能独立有效护理科内常见病种及护理轻症患儿。能进行一般的抢救及配合,参与病房管理,辅助临床教学。

3)评判性思维能力。及时了解病情和治疗方案;了解医疗及护理计划,及时发现患儿存在的护理问题,必要时寻求帮助;发生不良事件时,及时报告护士长并参与处理。

4)人际交往能力。仪容、仪表符合要求,体现护士职业形象;热情接待患儿、家属及来访者;能与科内、科外医务人员交流合作。

5)沟通能力。专业素质方面,尊重患儿及家属,保护患儿隐私,关爱患儿。具有团队合作精神,接受同事的建议,并及时改进。合作交流方面,具有积极的工作态度,在护理过程中具备与患儿良好沟通能力。

6)知识综合能力。完成培训内容并通过考核;积极参与医院及科室活动及继续教育课程;了解科室及医院信息;学习本专业相关知识。

(4)培训及考核内容

1)理论知识:护理规章制度、护士职业素养、护理工作中的法律问题、护士礼仪与沟通技巧、分级护理标准、静脉治疗护理标准、护理文书书写规范、患儿健康教育工作规范及心理护理、围手术期护理管理、病区管理规范、临床科室药品管理规范、检验标准采集及正常值、儿童生长发育、儿童保健、儿童用药特点及护理、儿童营养、各专科规范化培训内容。

2)技能操作:浅静脉留置针输液法、输液泵/注射泵的使用法、静脉输血法、外周静脉采血法、皮内注射法、皮下注射法、肌肉注射法、氧气吸入法、经口鼻吸痰法、雾化吸入法、口腔护理法、口服给药法、物理降温法、心肺复苏、复苏气囊使用法、洗胃术、鼻饲法、约束法、灌肠术、红臀的预防及护理、导尿术、会阴护理法、光照疗法、暖箱使用法、婴儿沐浴法、更换尿布法、压力性损伤的预防及护理、无菌技术。

3. 中级护士——N2级护士

（1）岗位技术准入标准

1）护理大专及以上学历，护理师及以上职称。

2）在医院从事护理工作3年及以上，在晋级科室工作满1年及以上。

（2）培训目标

1）培养科室护理骨干。

2）熟悉科室管理和教学工作，主持本病区内健康教育讲座2次；参与病区内质量持续改进项目1次。

3）完成本级护士培训。

（3）岗位技能要求及职责

1）评估与干预能力。患儿护理：采集病史，对患儿做出系统评估，做出护理诊断，制订护理计划，提供安全可靠的生理及心理护理；客观记录患儿病情变化及治疗护理要点，评价实施护理的效果；对突发的病情变化、有应对抢救能力；观察判断潜在的护理问题，采取干预性措施，做好预见性护理。专业技能：严格按规章制度和操作规程操作，协助制订本科室护理常规及操作规程；参与科主任查房，掌握本科室常用药物的作用及不良反应，预防护理并发症的发生，发现问题及时报告处理。

2）专科能力。在掌握专业技能的基础上，进一步提升临床教学能力；用循证护理方法解决临床上的护理问题并指导低年资护士提高专科能力；参与制订本科室的各项制度与操作规程。

3）评判性思维能力。参加所护理患儿的护理查房，了解病情和治疗方案，主动参与医生讨论医疗及护理计划；能发现患儿存在和潜在的护理问题并采取干预措施；发生护理不良事件时，及时向护士长汇报，并上报不良事件。

4）人际交往能力。仪容、仪表符合要求，体现护士职业形象；热情接待患儿、家属及来访者，有较好的交流技巧；能与科内、科外医务人员交流合作，虚心接受同事的建议，并及时改进。

5）沟通能力。专业素质方面，尊重患儿及家属，保护患儿隐私，关爱患儿。及时发现顾客需求并帮助解决。具有团队合作精神，指导下级护士工作；合作交流方面，具有积极的工作态度，在护理过程中具备与患儿及家属、同事保持良好沟通技巧，及时协助处理患儿、家属及同事间的问题及冲突。

6）知识综合能力。完成培训内容并通过考核，根据需要完成院内轮转，完成继续教育学分；关心医院及科室发展；了解科室及医院信息；明确自己的学习及工作方向，学习国内外新理论、新技术，积极撰写护理论文，参与护理科研工作。

7）教学能力。参与科内教学查房，指导低年资护士及进修、实习生的工作；向患儿及家属进行健康宣教，评价和记录宣教效果，必要时补充及强化；熟练应用各种宣教方法，参与本科室宣教资料的更新；在仪器操作、维护方面，能为缺乏经验的医生及护士提供帮助。

（4）培训及考核内容

1）理论知识：护理教学查房的规范、以家庭为中心儿科临床护理实践、儿童姑息护理及其临床实践、规范科学的护士实习带教、PPT软件使用与课件制作、儿科患者皮肤问题与伤口管理、危重患儿转运管理、儿科建立血管通路的评估和维护、中文文献检索、高级生命支持、机械通气的护理与管理、儿童护理质量管理体系的运作。

2）技能操作：在N1级护士技能培训基础上掌握气管内吸痰、动脉血气采集标准、机械辅助排痰、除颤仪的使用、有创血压的监测。

4. 高级护士——N3级护士

（1）岗位技术准入标准

1）本科及以上学历，职称为主管护师。

2）在医院从事护理工作8年及以上，在晋级科室工作满2年及以上。

（2）培训目标

1）成为科室专业骨干为其他科室提供咨询。

2）培养教学老师或临床护理专家。

3）协助护士长做好科室的管理和教学工作，主持院内、科内护理查房、业务学习、疑难病例讨论其中一项至少每年1次；或在正规期刊发表专业论文（第一作者）每年1篇。

4）完成本级护士培训内容，院外进修6个月及以上；或由医院安排的对口帮扶指导工作至少3个月。

5）完成本级护士培训内容。

（3）岗位技能要求及职责

1）评估与干预能力。患儿护理：采集病史，对患儿做出系统评估，根据主客观资料做出护理问题诊断。制订护理计划，提供安全可靠的护理措施；做好预见性护理；指导并督促护理目标的完成；对突发的病情变化，有独立分析、思考及组织抢救的能力。专业技能：严格按规章制度和操作规程操作,制订本科室护理常规及操作规程;参与科主任查房,有预见性地进行护理并发症的预防,针对问题提出改进措施,发现问题及时处理并报告。

2)专科能力。在掌握专业技能的基础上,进一步提升临床教学及科研能力;用循证护理方法解决临床上的护理问题,制订本科室的各项制度与操作规程,开展特色专科护理及指导,参与医院管理。

3)评判性思维能力。组织科室护理查房及科间会诊,了解病情和治疗方案,参与疑难危重患儿讨论;制订危重患儿护理计划,指导并督促护理计划的落实,协助处理科室不良事件,进行原因分析并提出改进措施;根据专科特点应用循证护理来思考及解决问题;对科室存在的安全隐患和低效的工作程序提出建设性意见。

4)人际交往能力。与科内、科外医务人员交流合作,虚心接受同事的建议,促进护理团队间的协作。

5)沟通能力。专业素质方面,尊重患儿及家属,保护患儿隐私,关爱患儿,能指导下级护士工作吗,热爱本专业,具有积极的工作态度,服从工作安排和调配,乐于接受科室及医院安排的额外工作;合作交流方面,具有积极的工作态度,在护理过程中具备与患儿及家属、同事保持良好沟通技巧,协助处理患儿、家属及同事间的问题及冲突。

6)知识综合能力。完成继续教育学分,明确自己的学习及工作方向,学习国内外新理论、新技术,积极撰写护理论文,参与护理科研工作。

7)教学能力。参与科内教学查房,指导低年资护士及进修、实习生的工作。撰写健康宣教内容,掌握应用各种宣教方法。评价和记录宣教的效果,必要时补充及强化。

8)管理能力。主动参与病房管理及质量控制;有一定的组织能力，有序安排工作，合理利用时间，高质量完成本班工作。

（4）培训及考核内容

1）理论知识：临床护理科研方法、文献检索与文献阅读、护理论文的撰写与投稿、护理科研数据整理与分析、临床护理教学查房的组织与实施、儿科护理质量的管理、儿科护理敏感指标、护理相关法律/医疗纠纷案例分析、5S管理法、临床讲课的实施与设计、有效沟通与高效团队建立。

2）技能操作：在N1、N2级护士技能培训基础上掌握三人配合抢救、中心静脉/深静脉导管维护技术、患者身体评估技术操作、患者院内转运操作、外科引流管固定技术及专科技能操作。

5. 专家级护士——N4级护士

（1）岗位技术准入标准

1）本科及以上学历，护理高级职称或专科护士。

2）在医院从事护理工作12年及以上，在晋级科室工作满3年及以上。

（2）培训目标

1）成为科室护理专家为其他科室提供咨询。

2）培养科室教学老师或临床护理骨干。

3）组织科室的教学和专科护理研究工作：完成团体健康教育讲座6次；完成科内外授课每年4个学时和院级及以上授课每年2个学时；正规期刊发表专业论文3篇；主持科研课题1项；申请专利1项。

4）为科室发展提出建设性意见及建议，引导科室质量改进工作：负责病区内质量持续改进项目1项；主持科内不良事件分析每年2次。

5）开展特色护理专科门诊，提供特色专科咨询。

（3）岗位技能要求及职责

1）评估与干预能力。患儿护理：指导制订疑难危重患儿护理计划并督导实施，做好预见性护理；修订本科室护理常规及操作规程，督导护理查房，发现问题及时采取补救措施并上报。

2）评判性思维能力。根据专科特点不断学习，了解国内外护理专业发展动态，能应用循证护理来思考及解决问题；提出科研课题并组织实施。

3）人际交往能力。督导科室护士仪容仪表符合要求；促进护理团队的协作，为医院护理发展献计献策。

4）沟通能力。培养团队合作精神，保持与患儿及家属、同事保持良好的合作关系，及时处理患儿、家属及同事间的问题及冲突。

5）知识综合能力。完成继续教育学分，了解护理发展动态，明确自己的研究方向，学习国内外新理论、新技术，总结护理工作经验，组织护理科研工作。

6）管理能力。有组织及协调能力，有序安排工作，合理利用时间，高质量完成本科室护理专业工作。

7）领导能力。主持护理质量改进活动。在各种学习讨论会上有自己的见解，有创新意识，能提出建设性意见及建议。

第二节　培训实施计划

一、学习内容

1. 业务学习、业务查房及疑难病例讨论可为专业知识、前沿知识、常见疾病、死亡病例、疑难病例、纠纷病例、不良事件分析等。

2. 专科培训内容为规章制度、法律法规；专科疾病知识；专科疾病护理常规；急救药品和专科药品使用说明、药品不良反应；专科疾病检验结果、检查结果、阳性体征解读；应急预案（不良事件、操作并发症）。

二、分层培训要求

1. 各层级护士严格按分层培训计划进行培训。
2. 培训科室护士长对讲课人员及课件严格审核，课时为40 min。
3. 每场培训结束，当场理论测试（单选题10题）。
4. 培训结束，护士自行登录护理管理系统，完成培训效果调查表，护理部根据效果评价做全院分析，作为次年整改。
5. 护士规范化培训课程按培训表中时间进行安排。
6. N1、N2、N3护士按各专科分层计划进行培训。

三、专科小组培训／活动

专科小组每半年将培训/活动签到表、培训内容/活动情况交护理部。

四、技能操作培训

1. 按院级培训计划，每月1项护理技能操作培训，并对科室护理人员进行抽考，全院临床护理人员全年须被抽考至少1次。

2. 科室培训

科室理论、技能及分层培训须根据院级培训计划而制定,培训内容须有台账,护理部定期检查。

五、考核

理论考核80分以上为合格,操作考核85分以上为合格,自管学分年度考核合格。

表5-1　科护士分层资质审核表

序号	姓名	学历	职称	工作年限	资质审核项目	
					分层级别	专科护士名称
1						
2						
3						
4						
5						
6						
7						
8						
9						
10						

（续表）

序号	姓名	学历	职称	工作年限	资质审核项目	
					分层级别	专科护士名称
11						
12						
13						
14						
15						
16						
17						

第三节 技术操作流程

一、一般洗手法

【目的】

去除手部皮肤污垢、碎屑和部分致病菌。

【用物】

抗菌洗手液/无菌肥皂液、一次性纸巾/消毒小毛巾。

【步骤】

一般洗手法的步骤见表5-2，一般洗手法操作流程图见图5-1，一般洗手法考核评分标准见表5-3。

表5-2 一般洗手法的步骤

步 骤	要 点
1. 用物齐全,环境符合洗手要求 2. 取下手表和饰物,卷袖过腕 3. 湿润双手,取抗菌洗手液/无菌肥皂液,均匀涂抹 4. 双手揉搓 　① 掌心相对,手指并拢,相互揉搓 　② 手心对手背沿指缝相互揉搓,交换进行 　③ 掌心相对,双手交叉指缝相互揉搓 　④ 弯曲手指使关节在另一手掌心旋转揉搓,交换进行 　⑤ 一手握住另一手大拇指旋转揉搓,交换进行 　⑥ 将5个手指尖并拢放在另一手掌心旋转揉搓,交换进行 4. 用流动水彻底冲洗 5. 用一次性纸巾/消毒小毛巾擦干双手 6. 如水龙头为手拧开关,则应用一次性纸巾/消毒小毛巾遮住水龙头后关闭 7. 丢弃擦手纸/小毛巾	— 全过程≥15 s — 必要时增加手腕的揉搓

【注意事项】

1. 认真清洗指甲、指尖、指缝和指关节等易污染的部位。

2. 手部不留长指甲、不佩戴戒指、手镯等饰物。

3. 应当使用一次性纸巾/消毒小毛巾擦干双手,毛巾应当一人一用一消毒。

4. 手未受到患儿血液、体液等明显污染时,可以使用速干手消毒剂消毒双手代替洗手。

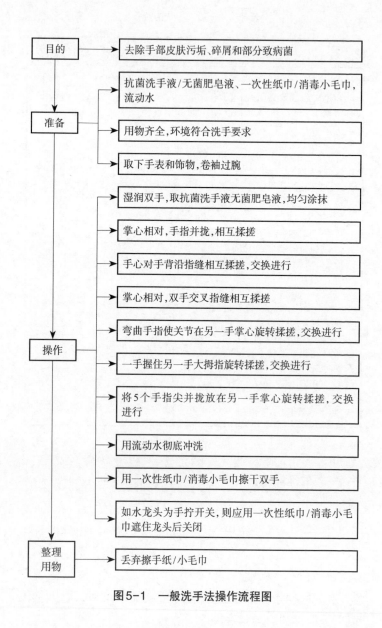

图5-1 一般洗手法操作流程图

表5-3　一般洗手法考核评分标准

项 目	分值	考核评价要点	评分等级				得分	存在问题
			I	II	III	IV		
操作准备 10分	10	肥皂液或肥皂、干手设施、流动自来水及水池设备	10	8	6	4		
洗手指征 15分	2	(1) 直接触摸患儿前后	2	1	0	0		
	2	(2) 无菌操作前后	2	1	0	0		
	2	(3) 处理清洁或者无菌物品之前	2	1	0	0		
	2	(4) 穿脱隔离衣前后,摘手套后	2	1	0	0		
	2	(5) 接触不同患儿之间或者从患儿身体的污染部位移动到清洁部位时	2	1	0	0		
	2	(6) 处理污染物品后	2	1	0	0		
	3	(7) 接触患儿的血液、体液、分泌物、排泄物、黏膜皮肤或伤口敷料后	3	2	1	0		

（续表）

项　目	分值	考核评价要点	评分等级				得分	存在问题
			I	II	III	IV		
洗手要点 65分	35	（1）正确应用七步洗手法，清洗双手	35	30	25	20		
	20	（2）流动水下彻底冲洗，然后用干手设施干燥双手	20	16	12	8		
	10	（3）如水龙头为手拧式开关，则应采用防止手部再污染的方法关闭水龙头	10	8	6	4		
提问10分	5	洗手的五大时刻	5	4	3	2		
	5	注意事项	5	4	3	2		
总　分	100							

注：评分等级为 I 级表示动作熟练、规范，无缺项，与患儿沟通自然、语言通俗易懂；II 级表示动作熟练、规范，有 1～2 处缺项，与患儿沟通不移自然；III 级表示动作欠熟练、规范，有 1～2 处缺项，与患儿沟通较少；IV 级表示动作欠熟练，有 4 处以上缺项，与患儿没有沟通。

二、穿脱隔离衣法

【目的】

保护患儿和工作人员，防止病原微生物播散，避免交叉感染。

【执行者】

由注册护士执行。非注册护士及进修、实习护士其操作能力得到带教者认可后，方可执行。

【用物】

隔离衣一件，手卫生设施。

【环境】

清洁、宽敞。

【步骤】

穿脱隔离衣法的步骤见表5-4，穿脱隔离衣法的操作流程见图5-2，穿脱隔离衣法操作考核评分标准见表5-5。

表5-4　穿脱隔离衣法的步骤

步　　骤	要　　点
穿隔离衣： 1. 衣帽整洁，脱去手表，卷袖，洗手，戴口罩，备齐用物 2. 取衣：手持衣领取下隔离衣，清洁面朝向自己，衣领两端向外折齐，对齐肩缝露出肩袖内口 3. 穿衣袖：手持衣领，另一手伸入一侧袖内，举起手臂，将衣袖穿好；换手持衣领依上法穿好另一袖 4. 系衣领：两手持衣领，由前向后理顺领边，扣上领扣 5. 扎袖口：扣好袖口或系上袖带，必要时用橡皮圈束紧袖口	—隔离衣的衣领和隔离衣的内面视为清洁面 —取隔离衣时看清隔离衣是否完好、合适、有无穿过；确定清洁面和污染面 —系衣领时污染的袖口不可触及衣领、面部和帽子 —后侧边缘需对齐，折叠处不能松散 —手不可触及隔离衣的内面 —隔离衣后侧下部边缘有衣扣则扣上

（续表）

步　骤	要　点
6. 系腰带：自一侧衣缝腰带下约5 cm处将隔离衣逐渐拉向前，见到衣边捏住，再依法将另一侧衣边捏住，两手在背后将衣边缘对齐，向一侧折叠，按住折叠处，将腰带在背后交叉，回到身前打一活结系好 脱隔离衣： 1. 解腰带：解开腰带，在身前打一活结 2. 解袖口：解开袖口在肘部将部分衣袖塞入工作衣袖内 3. 消毒双手 4. 解开领口 5. 脱衣袖：一手伸入另一袖口内，拉下衣袖过手（遮住手），再以衣袖遮住的手在外面拉下另一衣袖，两手在袖内使袖子对齐，双臂逐渐退出 6. 挂隔离衣于衣钩上：双手持衣领，将隔离衣两边对齐，挂在衣钩上。不再穿的隔离衣，脱下后清洁面向外，卷好投入污物袋中	— 穿好隔离衣后双臂保持在腰部以上、视线范围内；不得进入清洁区，避免接触清洁物品 — 隔离衣后侧下部边缘有衣扣则解开 — 不可使衣袖外侧塞入袖内 — 消毒手时不能沾湿隔离衣 — 注意保持衣领清洁 — 衣袖不可污染手及手臂，双手不可触及隔离衣外面 — 如为一次性隔离衣，脱时应使清洁面向外，衣领及衣边卷至中央，弃后消毒双手 — 挂衣时半污染区清洁面向外，污染区清洁面向内

【注意事项】

1. 隔离衣的长短要合适，须全部遮盖工作服，如有破洞，应补好后再穿。

2. 隔离衣每日更换，如有潮湿或污染，应立即更换。

3. 穿脱隔离衣过程中避免污染衣领和清洁面，始终保持衣领清洁。

4. 穿好隔离衣后，双臂保持在腰部以上，视线范围内；不得进入清洁区，避免接触清洁物品。

5. 消毒手时不能沾湿隔离衣，隔离衣也不可触及其他物品。

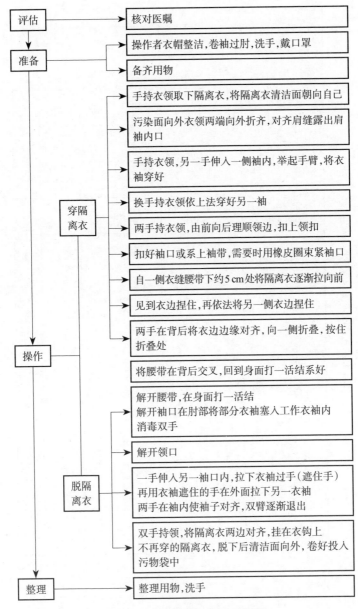

图5-2　穿脱隔离衣操作流程图

表5-5 穿脱隔离衣法操作考核评分标准

项　目	分值	技术操作要求	评分等级				得分	存在问题
			I	II	III	IV		
操作准备 25分	5	(1) 隔离的环境条件及物品	5	4	3	2		
	5	(2) 患者的病情,需要隔离的种类	5	4	3	2		
	2	(3) 清洁、安静、安全	2	1	0	0		
	5	(4) 仪表端正,服装整洁	5	4	3	2		
	3	(5) 卷衣袖至肘上	3	2	1	0		
	3	(6) 取下手表,洗手,戴口罩符合要求	3	2	1	0		
	2	(7) 检查隔离衣有无破损等	2	1	0	0		
操作要点 60分	4	(1) 拿取隔离衣,清洁面	4	3	2	1		
	5	(2) 穿衣袖方法正确	5	4	3	2		

（续表）

项目	分值	技术操作要求	评分等级				得分	存在问题
			I	II	III	IV		
操作要点 60分	6	（3）系领扣无污染	6	5	4	3		
	6	（4）扎袖口,无污染	6	5	4	3		
	5	（5）后襟对齐折叠方法正确,不污染工作服	5	4	3	2		
	4	（6）腰带打结方法正确	4	3	2	1		
	3	（7）解腰带,打结	3	2	1	0		
	6	（8）解袖口,塞袖,不污染	6	5	4	3		
	5	（9）消毒双手范围,方法,时间正确	5	4	3	2		
	6	（10）解衣领,无污染	6	5	4	3		
	6	（11）脱袖,双手退出脱衣方法正确	6	5	4	3		
	4	（12）挂衣方法正确	4	3	2	1		

（续表）

项　目	分值	技术操作要求	评分等级				得分	存在问题
			I	II	III	IV		
终末质量 15分	3	（1）动作熟练、准确	3	2	1	0		
	3	（2）保持衣领清洁，扣领口时，袖口不触及衣领	3	2	1	0		
	3	（3）不污染清洁面、帽子及面部	3	2	1	0		
	3	（4）隔离衣无破损，长短适宜，衣领盖住工作服	3	2	1	0		
	3	（5）清洁面污染面概念清楚，隔离衣挂放符合要求	3	2	1	0		
总　分	100							

注：评分等级为 I 级表示动作熟练、规范、无缺项；II 级表示动作熟练、规范、有 1～2 处缺项；III 级表示动作欠熟练、规范、有 1～2 处缺项；IV 表示动作欠熟练。

三、无菌技术操作

【目的】

1. 保持无菌物品及无菌区不被污染。

2. 防止一切微生物侵入机体。

【执行者】

由注册护士进行。非注册护士、进修护士及实习护士在其操作能力得到带教者认可后,方可执行。

【用物准备】

消毒液浸泡过的小毛巾2块,手消,无菌溶液,无菌包(持物钳及容器)、一次性治疗巾,无菌包(无菌碗),一次性纱布2包,无菌手套1双,安尔碘,一次性棉签,治疗盘,开瓶器,污物缸,橡皮筋,标签2张。

【环境准备】

1. 操作环境清洁,宽敞,定期消毒。

2. 操作台清洁,干燥,平坦,物品布局合理。

3. 无菌操作前半小时应停止清扫工作,减少走动,避免尘埃飞扬。

【护士准备】

仪容仪表规范,修剪指甲,洗手,戴口罩。

【步骤】

无菌技术操作的步骤见表5-6,无菌技术操作的操作流程见图5-3,无菌技术操作考核评分标准见表5-7。

表5-6　无菌技术操作的步骤

步　　骤	要　　点
1. 评估环境清洁	—— 操作前0.5 h停止清扫地面,治疗室每日紫外线照射1 h,不必要的人避免入室 —— 卷袖过肘

（续表）

步　骤	要　点
2. 洗手,戴口罩、帽子,准备用物 3. 清洁操作区域 　(1) 擦操作台 　(2) 擦治疗盘 　(3) 擦无菌溶液并检查	— 不可逆转、反复擦拭
4. 无菌持物钳的使用 　(1) 打开无菌持物钳外包装,注明开启日期、时间、签名	— 保持无菌持物钳的无菌状态
(2) 取持物钳:打开容器盖,手持无菌持物钳上端2个圆环或镊子的上1/2处,闭合钳端,将钳移至容器中央,垂直取出,不触及容器口缘	— 盖闭合时不可从盖孔中取放无菌持物钳,不可触及容器口边缘,以免污染
(3) 使用持物钳:保持钳端向下,在腰部以上视线范围内活动,不可倒转向上,用后闭合钳端立即放回容器,松开轴节	— 无菌持物钳禁止夹取油纱布,只能取用无菌物品,不能用于换药或消毒皮肤。可疑污染时,须重新灭菌
(4) 远处使用要连同容器一起搬移,不可只拿持物器械	— 无菌持物钳干燥保存法有效期4 h
5. 铺无菌盘的方法 　(1) 检查并取用一次性治疗巾,双手捏住治疗巾一边外面两角,双折或三折成单层或双层底,铺巾于清洁干燥的治疗盘上,上层扇形折叠,开口边向外	— 治疗巾内面构成无菌区,手不可触及无菌巾内面,不可跨越无菌区
(2) 放入无菌物品,展开扇形折叠层,上下层边缘对齐。开口处向上翻折2次,两侧边缘向下翻折1次,露出治疗盘边缘	— 保持物品无菌
(3) 填写标签,注明铺盘日期、时间、签名	— 铺好的无菌盘4 h内有效
6. 无菌包装打开法 　(1) 检查用物名称,灭菌有效日期及指示带有无变色等,以确定无菌包装的有效性	— 过期或破损不可使用,如不慎污染包内物品或无菌包被浸湿,需重新灭菌
(2) 先用手揭开包布外角,再揭左右角,最后揭开内角,用持物钳依次打开包布内层	— 打开包布时,手不可触及包布的内面

（续表）

步　骤	要　点
（3）包内物品一次全部取出，一手打开一角，将包托在手上，另一手打开其余三角并将四角抓住，投放时包布无菌面朝向无菌区	用无菌钳取物时，勿跨越无菌区，取出包内用物后立即放回容器内
（4）包内有剩余物品时，按顺序由内—右—左—外角包好，并在指示带上注明开包日期、时间、签名	在未污染的情况下24 h有效，超过时间后仍未用完，须重新灭菌
7. 无菌容器的使用 （1）核对无菌容器内物品名称、有效期 （2）打开无菌容器时，盖（无菌面）朝上放置于桌面或内面朝下拿在手中 （3）取用物品后立即盖严容器	无菌容器不可任意翻转，拿盖时手不可触及盖的边缘及内面，防止污染盖内面
8. 取用无菌溶液的方法 （1）核对名称、有效期，检查无菌溶液质量	手不能跨越打开的无菌容器
（2）开无菌溶液瓶外盖，用安尔碘棉签消毒瓶口2次，开启铝盖，再次消毒瓶口至瓶颈2次，打开橡皮塞，如橡皮塞和铝盖同时开启无需再次消毒	检查瓶盖有无松动，瓶口有无裂缝，无菌溶液内由无沉淀、浑浊或变色 手不可触及瓶口及瓶塞内面，防止污染无菌溶液
（3）瓶签朝向掌心，倒出少量溶液冲洗瓶口，由原处倒出溶液至无菌容器内，到完后立即将瓶塞塞好	不可将无菌物品或非无菌物品伸入无菌溶液瓶内蘸取或直接接触瓶口倒液。倒出的溶液不可倒回瓶内
（4）再次核对瓶签，消毒瓶口后用无菌纱布覆盖，放回原处，并注明开瓶日期、时间、签名	无菌溶液开启后24 h内有效
9. 戴无菌手套 （1）检查并打开无菌手套外包装 （2）从手套袋内取出手套，手持反折部（手套内面）带入一手 （3）已戴有手套的手，插入另一手套的反折部内，再戴另一手	核对有效日期 已戴手套的手不可触及未戴手套的手及另一手套的内面，未戴手套的手不可触及手套的外面 戴好手套的手始终保持在腰部以上水平
10. 脱手套 （1）以右手夹持左手套翻转，同时脱下 （2）以左手夹持右手套内面将手套翻转，同时脱下 11. 分类整理用物，洗手	注意勿使手套外面接触到皮肤 脱手套时应翻转脱下，避免牵拉

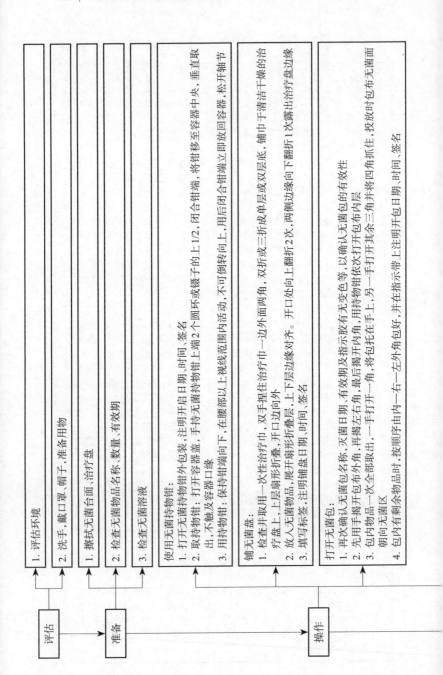

评估

1. 评估环境
2. 洗手,戴口罩,帽子,准备用物

准备

1. 擦拭无菌台面,治疗盘
2. 检查无菌物品名称、数量,有效期
3. 检查无菌溶液

操作

使用无菌持物钳:
1. 打开无菌持物钳外包装,注明开启日期、时间,签名
2. 取出持物钳:打开容器盖,手持无菌持物钳上端2个圆环或镊子的上1/2,闭合钳端,将钳移至容器中央、垂直取出,不触及容器口缘
3. 用持物钳:保持钳端向下,在腰部以上视线范围内活动,不可倒转向上,用后闭合钳端立即放回容器,松开轴节

铺无菌盘:
1. 检查并取用一次性治疗巾,双手捏住治疗巾一边外面两角,双折或三折成单层或双层底,铺巾于清洁干燥的治疗盘上,上层扇形折叠,开口边向外
2. 放入无菌物品,展开扇形折叠层,上下层边缘对齐。开口处向上翻折2次,两侧边缘向下翻折1次露出治疗盘边缘
3. 填写标签,注明铺盘日期、时间,签名

打开无菌包:
1. 再次确认无菌包名称,灭菌日期、有效期指示胶片有无变色等,以确认无菌包的有效性
2. 先用手揭开包布外角,再揭左右角,最后揭开内角,用持物钳依次打开包布内层
3. 包内物品一次全部取出,一手打开一角,将包托在手上,另一手打开其余三角并将包四角抓住,投放时包布无菌面朝向无菌区
4. 包内有剩余物品时,按顺序由内一右一左外角包好,并在指示带上注明开包日期、时间,签名

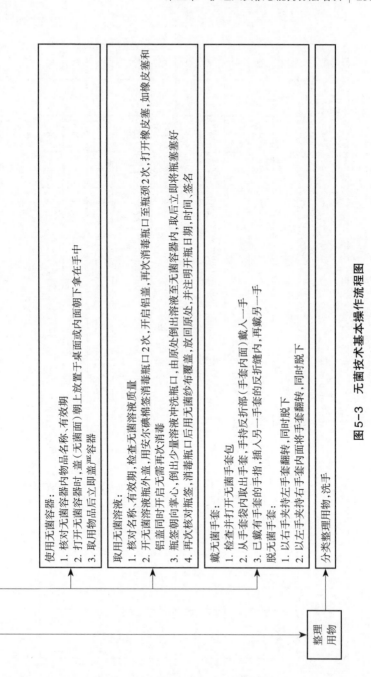

使用无菌容器：
1. 核对无菌容器内物品名称、有效期
2. 打开无菌容器时，盖（无菌面）朝上放置于桌面或内面朝下拿在手中
3. 取用物品后立即盖严容器

取用无菌溶液：
1. 核对名称、有效期，检查无菌溶液质量
2. 开启无菌溶液瓶外盖，用安尔碘棉签消毒瓶口2次，开启铝盖，用安尔碘棉签消毒瓶口至瓶颈2次，打开橡皮塞，如橡皮塞和铝盖同时开启无需再次消毒
3. 瓶签朝向掌心，倒出少量溶液冲洗瓶口，由原处倒出溶液至无菌容器内，取后立即将瓶塞塞好
4. 再次核对瓶签，消毒瓶口后用无菌纱布覆盖，放回原处，并注明开瓶日期、时间、签名

戴无菌手套：
1. 检查并打开无菌手套包
2. 从手套袋内取出手套，手持反折部（手套内面）戴入一手
3. 已戴有手套的手指，插入另一手套的反折缝内，再戴另一手

脱无菌手套：
1. 以右手夹持左手套翻转，同时脱下
2. 以左手夹持右手套内面将手套翻转，同时脱下

分类整理用物，洗手

整理
用物

图5-3　无菌技术基本操作流程图

表5-7 无菌技术操作评分标准

项目	分值	考核评价要点	评分等级			
			I	II	III	IV
操作准备15分	5	(1) 护士准备:衣帽整洁,洗手,戴口罩	5	4	3	2
	5	(2) 用物准备:同无菌技术操作方法	5	4	3	2
	5	(3) 环境准备:擦拭治疗桌及治疗盘符合要求	5	4	3	2
操作要点80分	5	(1) 检查包装菌包的有效期,是否破损,潮湿,消毒指示胶带是否变色及有效期	5	4	3	2
	10	(2) 正确打开无菌包,取放物品	10	8	6	4
	5	(3) 正确检查一次性物品的有效期及包装并开包	5	4	3	2
	10	(4) 双手捏住一次性治疗巾上层两外角外面,轻轻抖开,双折铺于治疗盘内,上层向远端呈扇形折叠,开口向外	10	8	6	4
	5	(5) 正确打开安尔碘的瓶盖,应将瓶盖内面向上置于稳妥处,或者拿在手上	5	4	3	2
	5	(6) 用毕后将容器盖严	5	4	3	2
	5	(7) 对所使用的无菌溶液进行核对,按照无菌技术要求取出无菌液体	5	4	3	2

（续表）

项目	分值	考核评价要点	评分等级			
			Ⅰ	Ⅱ	Ⅲ	Ⅳ
操作要点80分	5	（8）手握标签面，先倒少量溶液于污物缸内，再由原处倒需量于无菌容器内	5	4	3	2
	5	（9）取用后立即塞上橡胶塞，消毒瓶塞边缘并记录开瓶时间	5	4	3	2
	5	（10）放入无菌物品后，将上层盖于物品上，上下层边缘对齐，开口处向上翻折两次，两侧边缘向下翻折一次	5	4	3	2
	10	（11）按要求打开无菌包，取放无菌钳时，钳端闭合向下，不可触及容器口边缘，用后立即放回容器内，注明打开日期及时间	10	8	6	4
	5	（12）按照无菌原则和方法戴无菌手套，双手对合交叉调整手套位置，将手套翻边扣套在衣袖外面	5	4	3	2
	5	（13）脱手套符合要求	5	4	3	2
提问5分	5					
总分	100					

注：评分等级Ⅰ级表示动作示范熟练、规范、无缺项；Ⅱ级表示动作示范熟练、规范、有1～2处缺项；Ⅲ级表示动作示范欠熟练、规范、有1～2处缺项；Ⅳ级表示动作示范欠熟练、有4处以上缺项。

四、口咽 / 鼻咽拭子标本采集

【目的】

从咽部及扁桃体采集分泌物做细菌或病毒分离，以协助疾病的诊断。

【执行者】

由注册护士执行。进修护士其操作能力得到带教者认可后（进修护士应在带教老师指导下），方可执行。

【评估】

1. 评估患儿病情、心理状态、自理能力、合作程度、进食情况、血氧饱和度、呼吸功能、口腔和鼻腔清洁状况、咽部及口鼻腔黏膜局部情况。

2. 评估家长的配合程度，告知可能发生的并发症。

3. 询问患儿是否在 24 h 内接种过新冠疫苗。

【用物】

一级防护：一次性工作帽、医用外科口罩、一次性隔离衣、一次性乳胶手套、手消毒液、防护面屏（必要时）。

二级防护用品：二级防护：医用防护服、一次性隔离衣、一次性工作帽、医用防护口罩、医用外科口罩、护目镜、一次性乳胶手套（至少两双）、一次性鞋套、一次性防水长筒靴套、手消毒液、防护面屏（必要时）、防雾喷剂（必要时）。

三级防护用品：在二级防护基础上加正压头套或等配物品（全面型呼吸防护器）。

环境：通风、宽敞、光线适宜，一人一室，适合操作；区分清洁区、潜在污染区、污染区。

采集用品：治疗车、检验条码（一式二份）、生理盐水、压舌板、手电筒、病毒采样管、口咽拭子棒、标本运输袋、手消液、乙醇（酒精）喷壶、标本转运箱、医疗垃圾桶、消毒湿巾。鼻咽拭子采集时加备鼻咽拭子棒、棉签。

【步骤】

口咽/鼻咽拭子标本采集步骤见表5-8,无菌技术操作的操作流程见图5-4,口咽/鼻咽拭子标本采集操作考核评分标准见表5-9。

表5-8　口咽/鼻咽拭子标本采集步骤

步　　骤	要　　点
（一）评估 1. 核对医嘱,打印检验条码(一式两份) 2. 核对患儿信息,向患儿及家属解释采集标本的目的、方法、临床意义、注意事项,取得配合 3. 评估患儿血氧饱和度、进食情况、口腔鼻腔清洁状况、咽部及口鼻腔黏膜局部情况 4. 询问患儿是否在24 h内接种过新冠疫苗	— 核对方式:开放式提问患者姓名及出生日期;无陪病区由2名护士进行身份识别 — 患儿进食后2 h内不宜进行采集标本,以防止呕吐
（二）操作前准备 1. 用物准备齐全,放置合理 2. 环境准备:清洁、宽敞、光线适宜,一人一室 3. 操作者准备:护士按防护等级要求进行个人防护	— 护士根据采集点场所判定防护等级
（三）具体步骤 1. 携用物至床旁 2. 核对患儿信息,将检验条码分别粘贴于病毒采样管、标本运输袋上 3. 年长儿用生理盐水漱口 4. 协助患儿摆体位:可取卧位或坐位,头部微后仰,年幼者需要家属固定四肢及额部	— 采集者站于患儿一侧,避免直接面对患者,最好处于上风口位置

步　　骤	要　　点
5. 采集方法	
（1）口咽拭子标本采集方法	— 漱口水量适宜,防止呛咳
① 将口咽拭子棒放入生理盐水中湿润	
② 嘱患儿嘴张大,并发"啊"音,露出双侧咽扁桃体,必要时使用手电筒照射,或使用压舌板压舌	
③ 迅速擦拭两侧腭弓咽后壁及两侧咽扁桃体3～5次	— 检查拭子棒折痕处是否完整、有无弯曲断裂
（2）鼻咽拭子标本采集方法	— 压舌板位置不宜太深,以防刺激引起呕吐
① 取生理盐水棉签清洁鼻腔2次	
② 以拭子棒测量鼻孔到耳根的距离,并标记	
③ 采集人员一手轻扶患儿下颌部,一手执拭子棒	
④ 将拭子贴鼻孔进入,沿着鼻腔水平轻轻深入垂直于面部至鼻咽腔后壁时,轻轻旋转3周	— 检查拭子棒折痕处是否完整、有无弯曲断裂 — 插入鼻腔深度为鼻尖至耳垂的1/2距离
6. 取出拭子棒,检查拭子棒是否完整	
7. 嘱家属给患儿戴上口罩	
8. 将拭子棒头插入病毒采样管中,在拭子折痕处将拭子折断,弃去拭子尾部,旋紧试管盖,防止试管内液体外漏	— 由于鼻道呈弧形,不可用力过猛,以免发生外伤出血;如遇反射性咳嗽,应停留片刻 — 插入时拭子棒头端不触及病毒采集管以外其他位置,并保持采样管直立
9. 将标本试管放入运输袋内,再次核对患儿信息后放入标本转运箱内,标本确认	
10. 手部消毒	
11. 整理用物,协助患儿取舒适体位	
（四）标本存放与转运	
标本采集结束,不宜放置过久,及时联系物流人员,做好交接登记,以免标本污染或变质	— 标本放置转运箱前后需用75%乙醇喷洒转运箱

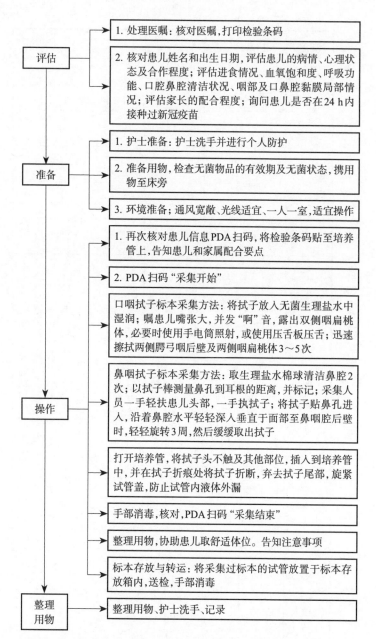

评估
1. 处理医嘱：核对医嘱，打印检验条码
2. 核对患儿姓名和出生日期，评估患儿的病情、心理状态及合作程度；评估进食情况、血氧饱和度、呼吸功能、口腔鼻腔清洁状况、咽部及口鼻腔黏膜局部情况；评估家长的配合程度；询问患儿是否在24 h内接种过新冠疫苗

准备
1. 护士准备：护士洗手并进行个人防护
2. 准备用物，检查无菌物品的有效期及无菌状态，携用物至床旁
3. 环境准备：通风宽敞、光线适宜、一人一室，适宜操作

操作
1. 再次核对患儿信息PDA扫码，将检验条码贴至培养管上，告知患儿和家属配合要点
2. PDA扫码"采集开始"
口咽拭子标本采集方法：将拭子放入无菌生理盐水中湿润；嘱患儿嘴张大，并发"啊"音，露出双侧咽扁桃体，必要时使用手电筒照射，或使用压舌板压舌；迅速擦拭两侧腭弓咽后壁及两侧咽扁桃体3～5次
鼻咽拭子标本采集方法：取生理盐水棉球清洁鼻腔2次；以拭子棒测量鼻孔到耳根的距离，并标记；采集人员一手轻扶患儿头部，一手执拭子；将拭子贴鼻孔进入，沿着鼻腔水平轻轻深入垂直于面部至鼻咽腔后壁时，轻轻旋转3周，然后缓缓取出拭子
打开培养管，将拭子头不触及其他部位，插入到培养管中，并在拭子折痕处将拭子折断，弃去拭子尾部，旋紧试管盖，防止试管内液体外漏
手部消毒，核对，PDA扫码"采集结束"
整理用物，协助患儿取舒适体位。告知注意事项
标本存放与转运：将采集过标本的试管放置于标本存放箱内，送检，手部消毒

整理用物
整理用物、护士洗手、记录

图5-4 口咽/鼻咽拭子标本采集操作流程图

表5-9 口咽/鼻咽拭子标本采集法评分标准

项目	分值	考核评价要点	评分等级				得分	存在问题
			I	II	III	IV		
操作准备	5	(1) 护士准备：衣帽整洁，洗手，个人防护到位	5	4	3	2		
	5	(2) 环境适宜，备齐用物，放置合理	5	4	3	2		
评估	5	(1) 核对患儿信息，向患儿及家属解释采集标本的目的、方法、临床意义、注意事项，取得配合	5	4	3	2		
	5	(2) 评估进食情况、口腔鼻腔清洁状况、咽部及口鼻腔黏膜局部情况；是否需要排便	5	4	3	2		
操作要点	5	(1) 核对患儿信息，PDA扫码，将检验条码贴至培养管上	5	4	3	2		
	10	(2) 协助患儿摆体位：可取卧位或坐位，头部微后仰，年幼者需要家属固定四肢及额部	10	6	4	2		
	15	(3) 口咽拭子标本采集方法 ① 将拭子放入无菌生理盐水中湿润 ② 嘱患儿嘴张大，并发"啊"音，露出双侧咽扁桃体，必要时使用手电筒照射，或使用压舌板压舌 ③ 用采集拭子在两侧咽扁桃体稍微用力来回擦拭至少3次，然后再在咽后壁上下擦拭至少3次	15	12	9	6		

（续表）

项目	分值	考核评价要点	I	II	III	IV	得分	存在问题
操作要点	15	（4）鼻咽拭子标本采集方法 ①采集人员一手轻扶患儿头部,一手扶拭子 ②将拭子贴鼻孔进入,沿着鼻腔水平轻轻深入垂直于面部至鼻咽腔后壁时,轻轻旋转一周,然后缓缓取出拭子	15	12	9	6		
	10	（5）打开培养管,将拭子头不触及其他部位,插入到培养管中,并在拭子折痕处将拭子折断,弃去拭子尾部,旋紧试管盖,防止试管内液体外漏	10	6	4	2		
	5	（6）手部消毒,核对,PDA扫码"采集结束";整理用物,协助患儿取舒适体位	5	4	3	2		
	5	（7）将采集过标本的试管放置于标本存放箱内,送检,手部消毒,用消毒湿巾擦拭存放器外表面	5	4	3	2		
指导与宣教	5	（1）按照采集的要求,指导患儿采集前做好准备	5	4	3	2		
	5	（2）采集后,注意观察不良反应	5	4	3	2		
提问	5	注意事项及要点						
总分	100							

【评价】

1. 操作方法正确,动作熟练、迅速、轻柔。

2. 采集过程中观察患儿情况,发生异常停止采样。

3. 个人防护到位,操作过程中无暴露。

4. 标本不受污染,及时送检。

【注意事项】

1. 采集后注意观察患儿有无咽部或鼻腔疼痛、恶心及呕吐感。

2. 观察鼻咽部有无充血、水肿、出血等。

3. 患儿采集前后应佩戴口罩。

4. 若患儿不配合,须两人合作,一人扶住患儿的头部,另一人将患儿的双腿夹好,抱腰搂肩固定手部。

5. 口咽拭子采集充分暴露部位再采集,动作迅速、轻柔,患儿不配合的立即停止操作。

6. 手持拭子棒的位置(2/3),严禁用拭子棒按压舌根。

7. 转运箱备用状态,每日进行终末消毒,用500 mg/L含氯消毒剂擦拭标本转运箱,30 min后用清水再次擦拭。

第六章

护理质量管理标准

第一节 护理质量考核标准

护理质量综合考评是医院管理的核心内容之一,关系到对医院整体质量的评价,结合云南省护理工作现状,制定了常用的护理质量考核标准。

一、病区管理质量考核标准

见表6-1。

表6-1 病区管理护理服务质量考核评价标准(总分值100分)

项目	质量标准	分值	评分细则
服务规范(5分)	1. 护士在班在岗,在班人员与排班表吻合,言行规范,仪表端庄,着装规范	2	查看现场,不符合要求每项扣1分
	2. 实行首接负责制、首问负责制,主动巡视病房,及时解决相关问题,提供便民措施	3	查看现场,不符合要求每项扣1分
制度建设(7分)	1. 护理人员各班职责及工作标准齐全,各班熟悉岗位责任制度及工作程序	2	查看现场,不符合要求每项扣1分

（续表）

项目	质量标准	分值	评分细则
制度建设（7分）	2. 护士能熟练掌握护理核心制度的名称及内容,核心制度知晓率100%	3	查看现场,不符合要求每项扣1分
	3. 质量考核标准齐全,护士了解相关考核内容,护理相关台账资料齐全	2	查看现场,不符合要求每项扣1分
病区管理（13分）	1. 病区安静、整洁,护士操作做到"四轻",治疗时间安排合理	2	查看现场,不符合要求每项扣1分
	2. 仪器设备性能良好,放置规范,公物失灵、破损及时联系维修	2	查看现场,不符合要求每项扣0.2分
	3. 探视患儿每晚22:00必须离开	3	查看现场,不符合要求每项扣0.5分
	4. 陪护不可在病区内晾晒衣物,治疗时间内不得摆放躺椅或陪护床	3	查看现场,不符合要求每项扣0.5分
	5. 陪护人数为1人。如遇特殊情况,需主管医生及护士站根据情况决定增加陪护	3	查看现场,不符合要求每项扣0.5分
病室管理（11分）	1. 床头柜面、窗台清洁整齐。病室整洁、物品摆放有序;地面不可放置患儿用具	3	查看现场,不符合要求每项扣1分
	2. 病室床单元清洁、平整,无污迹。空床保持备用状态	3	查看现场,不符合要求每项扣1分
	3. 各种护理标识(护理级别、药物过敏、饮食等统一、齐全,正确、醒目)责任区、责任人标识清晰明确	2	查看现场,不符合要求每项扣1分

（续表）

项目	质量标准	分值	评分细则
病室管理（11分）	4. 进行治疗时要保护患儿隐私，使用围帘，围帘完整、无破损	3	查看现场，不符合要求每项扣1分
护士站（15分）	1. 护士站无杂物，整洁规范	3	查看现场，不符合要求每项扣1分
	2. 各台面及台板下整洁，各抽屉内物品摆放整齐、方便使用	3	查看现场，不符合要求每项扣1分
	3. 应急物品处于备用状态	3	查看现场，不符合要求每项扣1分
	4. 信号灯处于使用状态，患儿呼叫时护士应答＜3 min	3	查看现场，不符合要求每项扣1分
	5. 体重秤性能良好	3	查看现场，不符合要求每项扣1分
治疗室（12分）	1. 地面、台面清洁干燥，无私人物品，拖把专用，抽屉、橱柜物品摆放规范	3	查看现场，不符合要求每项扣1分
	2. 输液现配现用，特殊剂量、途径用药标记醒目，分开放置	3	查看现场，不符合要求每项扣1分
	3. 无菌物品专柜放置，标记醒目，在有效期内	3	查看现场，不符合要求每项扣1分
	4. 冰箱内温度控制在2～8℃，物品存放整齐，分类放置，并有醒目标识。每周擦拭消毒并有记录。贵重药品班班有交接和签名	3	查看现场，不符合要求每项扣1分
	5. 治疗室每日按消毒要求进行消毒，并有记录	3	查看现场，不符合要求每项扣1分

项目	质量标准	分值	评分细则
处置间 （8分）	1. 医用垃圾、生活垃圾分类放置	3	查看现场，不符合要求每项扣1分
	2. 污染物品处理及时，各浸泡消毒液浓度符合要求	3	查看现场，不符合要求每项扣1分
	3. 大小便盒放置位置固定、清洁。地面清洁干燥	2	查看现场，不符合要求每项扣1分
值班室 （5分）	1. 工作服、护士帽、鞋等清洁，摆放整齐规范，无长明灯等浪费现象	3	查看现场，不符合要求每项扣1分
	2. 床铺、窗帘、洗手间及各台面、地面清洁整齐，垃圾及时清倒	2	查看现场，不符合要求每项扣1分
换药室 （8分）	1. 环境清洁，污物桶及时清倒	5	查看现场，不符合要求每项扣1分
	2. 治疗、换药车清洁，推动无噪音，物品齐全有效	3	查看现场，不符合要求每项扣1分
卫生间 （5分）	1. 各室水池清洁，下水道通畅。卫生间清洁、无异味、无尿垢	2	查看现场，不符合要求每项扣1分
	2. 地面清洁干燥，有警示牌，垃圾及时清倒	3	查看现场，不符合要求每项扣1分
库房 （8分）	1. 专人管理，清洁整齐	3	查看现场，不符合要求每项扣1分
	2. 物品分类放置，一次性物品高于地面20 cm以上干燥保存	3	查看现场，不符合要求每项扣1分
	3. 科室备用物品齐全，数量与需要相符	2	查看现场，不符合要求每项扣1分

二、特、一级护理质量考核标准

见表6-2和表6-3。

表6-2　特护理质量考核评价标准(非手术科室,总分值100分)

项　目	检 查 标 准	分值	评 分 细 则
组织管理(3分)	有符合病区实际的特级护理分级标准	1	查看现场,不符合要求扣1分
	有特级护理服务内容及要求的公示	1	查看现场,不符合要求扣1分
	有专科疾病护理常规	1	查看资料,不符合要求扣1分
基础护理(16分)	帮助患儿清洁面部	1	查看患儿,不符合要求扣1分
	帮助患儿整理头发	1	查看患儿,不符合要求扣1分
	必要时帮助患儿床上洗头	1	查看患儿,不符合要求扣1分
	帮助患儿清洁皮肤	1	查看患儿,不符合要求扣1分
	必要时帮助患儿床上擦浴	1	查看患儿,不符合要求扣1分
	帮助男性青少年患者剃胡须	1	查看患儿,不符合要求扣1分
	帮助患儿清洁口腔	1	查看患儿,不符合要求扣1分
	帮助患儿清洁会阴	1	查看患儿,不符合要求扣1分
	帮助失禁患儿清洁、保护肛周	1	查看患儿,不符合要求扣1分

（续表）

项　目	检　查　标　准	分值	评　分　细　则
基础 护理 （16分）	帮助患儿清洁手和足部	1	查看患儿，不符合 要求扣1分
	帮助患儿进食、进水	1	查看患儿，不符合 要求扣1分
	根据病情需要更换体位	1	查看患儿，不符合 要求扣1分
	指导患儿有效咳嗽	1	查看患儿，不符合 要求扣1分
	为患儿及时更换衣服和 床单	1	查看患儿，不符合 要求扣1分
	帮助患儿剪指/趾甲	2	查看患儿，不符合 要求扣1分
病情 观察 （26分）	专人守护患儿	2	现场察看，不符合 要求扣1分
	动态评估患儿病情、安全 风险及自理能力并记录	5	查看患儿及记录， 不符合要求扣5分
	严密监测体温、脉搏、呼 吸、血压、意识及其他病 情观察指标	3	查看患儿及记录， 不符合要求扣3分
	准确记录出入量	2	查看记录，不符合 要求扣1分
	掌握患儿十知道：姓名 年龄、诊断、主要病情（症 状和体征、目前主要阳性 检查结果）、治疗（手术名 称、主要用药名称、目的、 注意事项）、饮食、睡眠、 排泄、心理状况、护理措 施（护理要点、观察要点、 健康指导）、潜在危险及 预防措施	12	查看患儿及抽问 护士（姓名年龄及 主要诊断1分，主 要病情1分，主要 治疗1分，饮食1 分，睡眠及排泄1 分，心理状态1分， 主要护理措施3 分，潜在危险及预 防措施3分）

（续表）

项 目		检 查 标 准	分值	评 分 细 则
病情观察（26分）		护理级别符合患儿病情及自理能力等级	2	查看患儿及记录,不符合要求扣1分
专科护理及健康指导（55分）	入院	本班内完成患儿病情及自理能力评估	2	查看患儿及记录,不符合要求扣1分
		本班内完成患儿安全风险评估	3	查看患儿及记录,不符合要求扣3分
		本班内完成患儿入院指导	2	查看患儿及记录,不符合要求扣1分
	住院期间	有效落实专科护理措施	3	查看患儿,不符合要求扣3分
		护理安全高风险患儿有预防措施	3	查看患儿,不符合要求扣3分
		按医嘱正确实施各种治疗处置(注射、服药、吸氧、雾化、鼻饲、输血等)	3	查看现场,不符合要求扣3分
		观察记录患儿用药与治疗反应	3	查看记录,不符合要求扣3分
		输液滴速与患儿病情或医嘱要求相符	3	查看现场,不符合要求扣3分
		治疗处置过程中患儿隐私保护到位	2	查看现场,不符合要求扣1分
		各类导管标识清楚,护理规范	3	查看患儿,不符合要求扣3分
		患者卧位安全舒适,符合病情需要	2	查看患儿,不符合要求扣1分

（续表）

项　目		检　查　标　准	分值	评　分　细　则
专科护理及健康指导（55分）	住院期间	严格床旁交接班	3	查看现场及记录，不符合要求扣3分
		对呼吸机相关肺炎（VAP）发病率有统计分析与改进	3	查看记录，不符合要求扣3分
		对中心静脉置管相关血流感染发生率有统计分析与改进	3	查看记录，不符合要求扣3分
		对留置导尿管相关泌尿系感染发病率有统计分析与改进	3	查看记录，不符合要求扣3分
		患儿接受有创护理操作前告知患儿或家属治疗目的及注意事项，并履行书面同意手续	3	查看患儿及记录，不符合要求扣3分
		患儿接受保护性约束前告知患者家属目的及注意事项，并履行书面同意手续	3	查看患儿及记录，不符合要求扣3分
		根据患儿或家属需求开展多种形式（个别指导、集体讲解、文字宣传、座谈会等）的健康指导	2	访问患儿/家属，不符合要求扣1分
		告知患儿或家属适宜的饮食、活动，特殊检查前后、药物治疗目的及注意事项	4	访问患儿或家属，落实不到位每项扣1分
	出院	告知患儿出院后医疗护理、康复措施、随访及生活注意事项	2	访问患儿或家属，落实不到位每项扣1分

表6-3 一级护理质量考核评价标准(非手术科室,总分值100分)

项 目	检 查 标 准	分值	评 分 细 则
组织 管理 (3分)	有符合病区实际的一级护理分级标准	1	查看现场,不符合要求扣1分
	有一级护理服务内容及要求的公示	1	查看现场,不符合要求扣1分
	有专科疾病护理常规	1	查看资料,不符合要求扣1分
基础 护理 (17分)	帮助或协助患儿清洁面部	1	查看患儿,不符合要求扣1分
	帮助或协助患儿整理头发	1	查看患儿,不符合要求扣1分
	必要时帮助或协助患儿床上洗头	1	查看患儿,不符合要求扣1分
	帮助或协助患儿清洁皮肤	1	查看患儿,不符合要求扣1分
	必要时帮助或协助患儿床上擦浴	1	查看患儿,不符合要求扣1分
	帮助或协助男性青少年患者剃胡须	1	查看患儿,不符合要求扣1分
	帮助或协助患儿清洁口腔	1	查看患儿,不符合要求扣1分
	帮助或协助患儿清洁会阴	1	查看患儿,不符合要求扣1分
	帮助或协助失禁患儿清洁、保护肛周	1	查看患儿,不符合要求扣1分
	帮助或协助患儿清洁手和足部	1	查看患儿,不符合要求扣1分
	帮助或协助患儿进食、进水	1	查看患儿,不符合要求扣1分

（续表）

项　目	检查标准	分值	评分细则
基础护理（17分）	根据病情需要更换体位	1	查看患儿，不符合要求扣1分
	指导患儿有效咳嗽	1	查看患儿，不符合要求扣1分
	为患儿及时更换衣服和床单	2	查看患儿，不符合要求扣1分
	帮助或协助患儿剪指、趾甲	2	查看患儿，不符合要求扣1分
病情观察（28分）	每小时巡视患儿	5	现场察看，不符合要求扣1分
	动态评估患儿病情、安全风险及自理能力并记录	5	现场察看，不符合要求扣5分
	根据患儿病情及医嘱测量体温、脉搏、呼吸、血压、意识等	2	查看患儿及记录，不符合要求扣5分
	根据医嘱记录出入量	2	查看记录，不符合要求扣1分
	掌握患儿十知道：姓名和年龄、诊断、主要病情（症状和体征、目前主要阳性检查结果）、治疗（手术名称、主要用药名称、目的、注意事项）、饮食、睡眠、排泄、心理状况、护理措施（护理要点、观察要点、健康指导）、潜在危险及预防措施	12	查看患儿及抽问护士（姓名年龄及主要诊断1分，主要病情1分，主要治疗1分，饮食1分，睡眠及排泄1分，心理状态1分，主要护理措施3分，潜在危险及预防措施3分）
	护理级别符合患儿病情及自理能力等级	2	查看患儿及记录，不符合要求扣1分

（续表）

项 目		检 查 标 准	分值	评 分 细 则
专科护理及健康指导（52分）	入院	本班内完成患儿病情及自理能力评估	2	查看患儿及记录，不符合要求扣1分
		本班内完成患儿安全风险评估	3	查看患儿及记录，不符合要求扣3分
		本班内完成患儿入院指导	2	访问患儿及查看记录，不符合要求扣1分
	住院期间	有效落实专科护理措施	3	查看患儿，不符合要求扣3分
		护理安全高风险患儿有预防措施	5	查看患儿，不符合要求扣5分
		按医嘱正确实施各种治疗处置（注射、服药、吸氧、雾化、鼻饲、输血等）	5	查看现场，不符合要求扣5分
		输液滴速与患儿病情或医嘱要求相符	3	查看现场，不符合要求扣3分
		治疗处置过程中患儿隐私保护到位	2	查看现场，不符合要求扣1分
		各类导管标识清楚，护理规范	5	查看患儿，不符合要求扣5分
		患儿卧位安全舒适，符合病情需要	3	查看患儿，不符合要求扣3分
		严格交接班，重点突出	5	查看现场及记录，不符合要求扣5分
		患儿接受有创护理操作前告知患儿或家属治疗目的及注意事项，并履行书面同意手续	3	查看患儿及记录，不符合要求扣3分

（续表）

项 目		检 查 标 准	分值	评 分 细 则
专科护理及健康指导（52分）	住院期间	患儿接受保护性约束前告知患儿或家属目的及注意事项，并履行书面同意手续	3	查看患儿及记录，不符合要求扣3分
		根据患儿需求开展多种形式（个别指导、集体讲解、文字宣传、座谈会等）的健康指导	2	访问患儿或家属，不符合要求扣1分
		告知患儿或家属适宜的饮食、活动，特殊检查前后、药物治疗目的及注意事项	4	访问患儿或家属，落实不到位每项扣1分
	出院	告知患儿出院后医疗护理、康复措施、随访及生活注意事项	2	访问患儿或家属，落实不到位每项扣1分

三、消毒隔离质量考核标准

见表6-4。

表6-4　消毒隔离质量考核标准（总分值100分）

项目	质 量 标 准	分值	评 分 细 则
无菌操作（45分）	1. 无菌操作前洗手，戴口罩，无菌操作符合要求	5	查看现场，不符合要求每项扣1分
	2. 掌握正确的洗手方法，护士指甲短	5	查看现场，不符合要求每项扣1分
	3. 做完每一项治疗或护理后及时洗手或手消毒	5	查看现场，不符合要求每项扣1分

（续表）

项目	质 量 标 准	分值	评 分 细 则
无菌操作（45分）	4. 注射做到一人一针一消毒，静脉穿刺做到"一人一针一管一用"	10	查看现场，不符合要求每项扣3分
	5. 开启无菌液体须注明时间（有效时间≤4 h）	5	查看现场，不符合要求每项扣1分
	6. 治疗车上层为清洁区，下层为污染区，清洁物品和污染物品分开放置	5	查看现场，不符合要求每项扣1分
	7. 各种治疗和注射均带治疗盘，严格执行无菌技术操作规程	5	查看现场，不符合要求每项扣1分
	8. 治疗车备速干手消毒剂	5	查看现场，不符合要求每项扣1分
消毒隔离（55分）	1. 治疗室各标志清楚	5	查看现场，不符合要求每项扣1分
	2. 污被、污物入袋放置，不落地	5	查看现场，不符合要求每项扣1分
	3. 护士执行标准隔离，接触患者或操作时防护措施符合要求	5	查看现场，不符合要求每项扣1分
	4. 床单位终末消毒符合要求，患儿出院后用消毒液擦拭病床、床头柜、椅子	10	查看现场，不符合要求每项扣2分
	5. 特殊感染的物品应注明并密闭	5	查看现场，不符合要求每项扣1分
	6. 吸氧、吸痰装置一人一用	5	查看现场，不符合要求每项扣1分

（续表）

项目	质 量 标 准	分值	评 分 细 则
消毒隔离（55分）	7. 面罩、螺纹管每次使用后及时消毒，连续使用的螺纹管每周清洁、消毒1次	5	查看现场，不符合要求每项扣1分
	8. 治疗室整洁，无积灰，物品放置有序、整洁，污染物分开放置。有相关的消毒记录	5	查看现场，不符合要求每项扣1分
	9. 各种消毒液配制正确，标识清晰，物品浸泡时间符合要求	5	查看现场，不符合要求每项扣1分
	10. 医疗废物按《医疗废物管理办法》等国家相关要求分类收集、管理	5	查看现场，不符合要求每项扣1分

四、护理文书书写质量考核标准

见表6-5。

表6-5 护理文书质量考核评价标准（总分值100分）

检查项目	检查内容	标准分	评分细则
体温单（6分）	1. 记录空项	2	查看资料，每一个空项扣0.2分
	2. 记录方法正确	2	查看资料，每项错误扣0.2分
	3. 记录频次正确	2	查看资料，评估不正确扣0.2分
一般/重症护理记录单（6分）	1. 记录空项	1	查看资料，每一个空项扣0.2分

（续表）

检查项目		检查内容	标准分	评分细则
一般/重症护理记录单（6分）		2. 高风险、特殊治疗记录正确	1	查看资料，每项错误扣0.2分
		3. 病情变化记录正确	2	查看资料，评估不正确扣0.2分
		4. 记录的频次、时机与病情相符	2	查看资料，每项不正确扣0.2分
患儿入院首次评估单（6分）		1. 记录有空项	2	查看资料，每一个空项扣0.2分
		2. 记录及时	2	查看资料，每项错误扣0.2分
		3. 记录正确	2	查看资料，评估不正确扣0.2分
风险评估单（33分）	导管管理评分（5分）	1. 记录有空项	1	查看资料，每一个空项扣0.2分
		2. 记录内容完整、正确	2	查看资料，每项错误扣0.2分
		3. 评估时机正确	2	查看资料，评估不正确扣0.2分
	疼痛评估表（6分）	1. 记录有空项	1	查看资料，每一个空项扣0.2分
		2. 记录内容完整、正确	1	查看资料，每项错误扣0.2分
		3. 评估工具使用正确	2	查看资料，评估不正确扣0.2分
		4. 评估时机正确	2	查看资料，评估时机不正确扣0.2分

（续表）

检查项目		检查内容	标准分	评分细则
风险评估单（33分）	约束具使用评估记录单（5分）	1. 记录有空项	1	查看资料，每一个空项扣0.2分
		2. 记录内容完整、正确	1	查看资料，每项错误扣0.2分
		3. 有医嘱	2	查看资料，每项不正确扣0.2分
		4. 评估时机正确	1	查看资料，评估时机不正确扣0.2分
	压疮评估量表（Branden Q)(5分)	1. 记录有空项	2	查看资料，每一个空项扣0.2分
		2. 记录内容完整、正确	2	查看资料，每项错误扣0.2分
		3. 评估时机正确	1	查看资料，评估时机不正确扣0.2分
	儿童跌倒评估表（6分）	1. 记录有空项	2	查看资料，每一个空项扣0.2分
		2. 记录内容完整、正确	2	查看资料，每项错误扣0.2分
		3. 评估时机正确	2	查看资料，评估时机不正确扣0.2分
	患儿病情早期预警评分（6分）	1. 记录有空项	2	查看资料，每一个空项扣0.2分
		2. 记录内容完整、正确	2	查看资料，每项错误扣0.2分
		3. 评估时机正确	2	查看资料，评估时机不正确扣0.2分

（续表）

检查项目	检查内容	标准分	评分细则
护理计划（12分）	1. 记录有空项	2	查看资料，每一个空项扣0.2分
	2. 护理问题描述正确	4	查看资料，每项错误扣0.2分
	3. 护理目标量化正确	2	查看资料，每项不正确扣0.2分
	4. 护理计划与病情及诊疗计划相符	2	查看资料，每项不正确扣0.2分
	5. 评价的效果及时、正确	2	查看资料，每项不及时或错误扣0.2分
护理安全风险知情同意书（4分）	1. 记录有空项	1	查看资料，每一个空项扣0.2分
	2. 记录及时、正确	1	查看资料，每项错误扣0.2分
	3. 记录时间符合要求	1	查看资料，每项不正确扣0.2分
	4. 有家长签名及手印	1	查看资料，评估时机不正确扣0.2分
健康教育记录单（5分）	1. 记录有空项	1	查看资料，每一个空项扣0.2分
	2. 记录及时	1	查看资料，每项错误扣0.2分
	3. 记录内容、形式正确、有针对性	1	查看资料，评估不正确扣0.2分

（续表）

检查项目	检查内容	标准分	评分细则
健康教育记录单 （5分）	4. 评价记录正确	1	查看资料，评估时机不正确扣0.2分
	5. 出院指导内容及时、正确	1	查看资料，每一个空项扣0.2分
患儿转运交接记录单（4分）	1. 记录有空项	2	查看资料，每一个空项扣0.2分
	2. 记录内容及时、正确	2	查看资料，每项错误扣0.2分
中心静脉导管植入术后维护单（3分）	1. 记录有空项	1	查看资料，每一个空项扣0.2分
	2. 记录内容及时、正确	2	查看资料，每项错误扣0.2分
特殊人群评估表（3分）	1. 记录有空项	1	查看资料，每一个空项扣0.2分
	2. 记录内容及时、正确	2	查看资料，每项错误扣0.2分
PICC穿刺记录（2分）	1. 记录有空项	1	查看资料，每一个空项扣0.2分
	2. 记录内容及时、正确	1	查看资料，每项错误扣0.2分
术前评估记录（4分）	1. 记录有空项	2	查看资料，每一个空项扣0.2分
	2. 记录内容及时、正确	2	查看资料，每项错误扣0.2分
术后评估记录（4分）	1. 记录有空项	2	查看资料，每一个空项扣0.2分
	2. 记录内容及时、正确	2	查看资料，每项错误扣0.2分

（续表）

检查项目	检查内容	标准分	评分细则
新医嘱信息 （4分）	1. 记录有空项	2	查看资料，每一个空项扣0.2分
	2. 记录内容及时、正确	2	查看资料，每项错误扣0.2分
造血干细胞输注记录单（2分）	1. 记录有空项	1	查看资料，每一个空项扣0.2分
	2. 记录内容及时、正确	1	查看资料，每项错误扣0.2分
干细胞转运交接记录单（2分）	1. 记录有空项	1	查看资料，每一个空项扣0.2分
	2. 记录内容及时、正确	1	查看资料，每项错误扣0.2分

五、护理服务质量考评

见表6-6。

表6-6　护理服务质量考核评价标准（总分值100分）

项目	质量标准	分值	评分细则
行为规范 （6分）	遵守职业道德、规章制度和医疗护理工作技术规范	2	查看现场，落实不到位每人每项扣1分
	实行首问负责制，服务主动热情，礼貌待人、耐心解答，语言文明规范，使用普通话，无冷、硬、顶、推脱现象，满足患儿需要	2	查看现场，未落实首问负责制扣2分，护理服务不到位扣1分

（续表）

项目	质量标准	分值	评分细则
行为规范（6分）	坚守岗位、遵守劳动纪律；上班不看非业务书籍、不玩手机、不做私活、不闲谈，操作时不接听电话	2	查看现场，不符合要求每项扣1分
仪容（9分）	淡妆上岗	1	查看现场，不符合要求每项扣0.5分
	微笑服务	1	查看现场，不符合要求每项扣0.5分
	统一头饰	1	查看现场，不符合要求每项扣0.5分
	不佩戴彩色头卡，只可戴白色或银色头卡	1	查看现场，不符合要求每项扣0.5分
	头发整齐不留碎头发，刘海不得过眉。额头如有瘢痕需遮挡者除外	1	查看现场，不符合要求每项扣0.5分
	上班期间不戴首饰、耳钉	2	查看现场，不符合要求每项扣0.5分
	指甲符合要求：① 不染指甲；② 指甲不能过长	2	查看现场，不符合要求每项扣0.5分
仪表（7分）	衣着整齐、无污渍（3～10月夏装；11～2月冬装），下身着统一的工作裤	1	查看现场，不符合要求每项扣0.5分
	胸卡佩戴规范：① 无特殊原因，护士均需佩戴胸卡；② 胸卡后无粘贴物品；③ 胸卡正面无贴画	2	查看现场，不符合要求每项扣0.5分
	护士服腰间不挂表、砂锯等物品	2	查看现场，不符合要求每项扣0.5分
	着统一配发白色护士鞋，定期擦洗，无污渍	2	查看现场，不符合要求每项扣0.5分

（续表）

项　目	质　量　标　准	分值	评　分　细　则
仪态 (5分)	站立时要挺拔,面带微笑	1	查看现场,不符合要求每项扣0.5分
	走路步伐轻盈,富有朝气	1	查看现场,不符合要求每项扣0.5分
	举止端庄,具有饱满的工作热情	1	查看现场,不符合要求每项扣0.5分
	坐位时,仪表规范：① 坐立时上身挺直；② 不跷二郎腿；③ 腿不翘在椅凳上	2	查看现场,不符合要求每项扣0.5分
操作礼仪 (10分)	说话走路轻	1	查看现场,不符合要求每项扣0.5分
	取放物品轻	1	查看现场,不符合要求每项扣0.5分
	开关门轻	1	查看现场,不符合要求每项扣0.5分
	推车轻	1	查看现场,不符合要求每项扣0.5分
	操作前告知目的清晰,核对正确,物品准备完整	2	查看现场,不符合要求每项扣0.5分
	操作中动作符合规范要求	2	查看现场,不符合要求每项扣0.5分
	操作后告知注意事项,整理用物,记录完整	2	查看现场,不符合要求每项扣0.5分
接待礼仪 (5分)	① 接待外来人员、新入院患儿礼仪规范,实行首问负责制；② 在护士站接待护士应起身迎接；③ 自我介绍,您好,我是患儿的责任护士××；④ 按时安排床位；⑤ 通知医生接诊	2	查看现场,不符合要求每项扣0.5分

（续表）

项 目	质 量 标 准	分值	评 分 细 则
接待礼仪（5分）	热情接待，有问必答，交代清楚	1	查看现场，不符合要求每项扣0.5分
	患儿出院时，责任护士应与患儿道别，必要时送至电梯口	2	查看现场，不符合要求每项扣0.5分
电话礼仪（8分）	接电话时要说："您好，这里是××病区。"	1	查看现场，不符合要求每项扣0.5分
	接电话时语言亲切温柔，口齿清楚	1	查看现场，不符合要求每项扣0.5分
	确实解决来电者问题，使对方满意	2	查看现场，不符合要求每项扣0.5分
	尽量在铃响五声内接听电话，如果很长时间才接电话，要表示歉意，"对不起，让您久等了。"	2	查看现场，不符合要求每项扣0.5分
	呼叫铃使用规范：① 叫铃电话及时接听。② 要用规范语言，"您好，请问……"。③ 及时通知各班到位，解决患儿实际问题，在无人情况下，及时协助各班解决问题	2	查看现场，不符合要求每项扣0.5分
入院住院及转诊服务（20分）	有效落实患儿就诊（急诊、门诊）、住院、转科、转院、出院服务流程和相关制度	4	查看现场及资料，无服务流程和相关制度各2分；落实不到位各扣1分
	急诊患儿入院制度与流程合理便捷，危重患者应先抢救并及时办理入院手续	4	查看现场和资料，无制度与流程各扣2分；落实不到位各扣1分
	患儿健康教育落实到位，健康教育覆盖率100%，健康教育知晓率≥60%；根据患儿需要提供出院随访、预约诊疗服务	3	访问患儿，未落实不得分，落实不到位每人扣2分

（续表）

项目	质量标准	分值	评分细则
入院住院及转诊服务（20分）	为患儿提供入院、出院、转科、转院指导和多种便民服务	3	查看现场和资料，无便民措施不得分，措施落实不到位每人每项扣1分
	定期或不定期对急诊、门诊、住院、出院患儿进行满意度调查，对存在问题有持续改进，记录规范	2	查看资料，访问患儿，无满意度调查不得分，无持续改进扣2分，记录不规范扣1分
	根据单病种管理要求，在患儿住院期间护理人员落实相关护理措施，临床路径工作记录及时、完整	2	护理措施未落实扣0.5分/项，记录缺项漏项扣0.5分/项
	病区对上述工作有自查、讲评、总结、改进与记录	4	查看资料，无督导不得分，无分析总结、未体现持续改进各扣1分
应急服务（10分）	对护理人员进行相关法律法规知识培训及各类应急预案、处理流程的培训、演练及考核（半年），记录规范，护士知晓	4	查看资料，抽问护士，无培训、演练、考核和记录各扣2分；护士掌握不全每人扣1分，记录不规范扣1分
	对突发公共卫生事件救治效果有分析、整改、评价及记录	2	查看资料，无分析总结、未体现持续改进各扣1分
患儿合法权益（11分）	保护患儿合法权益，护理人员履行告知义务	1	查看资料，访问患儿，无制度不得分，未履行告知义务扣2分
	对护理人员进行患儿合法权益、知情同意和告知的培训，有记录，护士知晓	3	查看资料，抽问护士，无培训或护士不知晓不得分，回答不全扣0.5分

（续表）

项目	质量标准	分值	评分细则
患儿合法权益（11分）	开展实验性临床护理技术应严格遵守国家法律、法规及部门规章，有审核管理程序，并征得患者书面同意	3	查看资料，无审核管理程序扣2分；未签书面同意书扣1分
	保护患儿隐私权，措施落实到位	2	查看资料，访问患儿，无制度措施不得分，措施落实不到位扣1分
	尊重患儿民族习惯和宗教信仰，措施落实到位	2	查看资料，访问患儿，无制度、措施不得分，措施落实不到位扣1分
投诉管理（8分）	有投诉管理相关制度及处理流程，护士知晓	2	查看资料，无制度、流程及抽问护士不知晓不得分，知晓不全每人扣0.5分
	公示投诉渠道、投诉电话，患者知晓	1	查看现场，未公示不得分，内容缺项扣0.5分
	专人负责受理、处理投诉，处理及时有效	1	访问患儿及护士，无专人负责扣0.5分；处理不及时、患儿不满意扣1分
	投诉记录内容完整，有分析，对存在问题有持续改进的措施，记录规范	2	查看资料，无分析总结、未体现持续改进、记录不规范各扣1分
	对护理人员进行纠纷防范及处理的培训，有效果评价和记录，护士知晓	2	查看资料，无培训不得分，抽问护士，不知晓不得分，知晓不全、无效果评价、记录不规范各扣1分
病区对上述工作有自查、讲评、总结、改进与记录		3	查看资料，无督导不得分，无分析总结、未体现持续改进各扣1分

六、优质护理服务质量考核标准

见表6-7。

表6-7　优质护理服务质量考核标准

检查项目	督　查　内　容	标准分100分
临床护理服务	1. 病房管理有序	
	1.1 病房环境安静(1分)、整洁(1分)、安全(1分)、有序(1分)	4
	1.2 不依赖家属陪护或自聘护工,陪护率明显下降	4
	2. 公示并落实服务项目	
	2.1 根据卫生部有关规定、患儿病情及自理能力,细化分级护理标准、服务内涵和服务项目,在病房相应位置公示并遵照落实	4
	2.2 患儿的护理级别与病情和自理能力相符	4
	3. 护士配备合理	
	3.1 依据护理工作量和患儿病情配置护士,保证护理质量	2
	3.2 病房实际开放床护比≥1∶0.4	2
	3.3 每名责任护士平均负责患儿数量不超过8个	4
	3.4 一级护理患儿数量较多的病房,护士配置适当增加	2

（续表）

检查项目	督 查 内 容	标准分100分
临床护理服务	**4. 实施责任制整体护理**	
	4.1 改变功能制护理模式,实施责任制、落实整体护理,为患儿提供连续、全程护理服务	2
	4.2 责任护士履行基础护理、病情观察、治疗、沟通和健康指导等工作职责	4
	4.3 每个责任护士均负责一定数量的患儿,每名患儿均有相对固定的责任护士对其负责	4
	4.4 根据患儿病情、护理难度和技术要求等要素,对护士进行合理分工、分层管理,体现能级对应	10
	5. 规范护理执业行为	
	5.1 责任护士全面履行护理职责,为患儿提供医学照顾,协助医师实施诊疗计划,密切观察患儿病情,及时与医师沟通,对患儿开展健康教育,康复指导,提供心理支持	4
	5.2 临床护理服务充分体现专科特色,丰富服务内涵,将基础护理与专科护理有机结合,保障患儿安全,体现人文关怀	4
	6. 护患关系和谐	
	6.1 责任护士熟悉自己负责患儿的病情、观察重点、治疗要点、饮食和营养状况、身体自理能力等情况,并及时与医师沟通	4
	6.2 患儿知晓自己的责任护士,并对护理服务有评价	4
	6.3 护患互相信任支持,关系融洽	2

（续表）

检查项目	督查内容	标准分100分
临床护理服务	7. 合理实施排班	
	7.1 兼顾临床需要和护士意愿、合理调整排班方式、减少交接班次数	6
	7.2 调整后排班有利于责任护士为患者提供全程、连续的责任制护理	4
	8. 简化护理书写	
	8.1 结合专科特点，设计表格式护理文书、简化书写	4
	8.2 护士每班书写时间不超过30 min	4
	9. 提高患儿满意度	
	9.1 定期进行患儿满意度调查，调查内容客观，调查资料可信度高	4
	9.2 了解患儿对护理工作的反映，听取患儿意见，根据反馈意见采取可持续改进的措施	4
	9.3 患儿及家属满意度不断提高	2
	10. 护理员使用情况（★如无护理员，此项目直接得8分）	
	10.1 建立完善的护理员管理制度，严格限定岗位职责	2
	10.2 护理员必须经过专业培训、协助护士从事非技术性护理工作	2
	10.3 护理员不得单独护理患儿，特别是重症患儿和新生儿的生活护理，不得从事护理技术工作	4

第二节　患儿常用评估表单

一、患儿入院首次评估单

×××× 医院	姓名：
	出生日期：
	性别：
患儿入院首次评估单	住院号：
	科室/床号：

<table>
<tr><td rowspan="9">基本资料</td><td colspan="2">入院日期____年____月____日____时____分
记录时间____年____月____日____时____分</td></tr>
<tr><td colspan="2">入院方式　□急诊　□门诊　□转诊　□步行　　□扶行
　　　　　□抱　□轮椅　□推床　□保暖箱　□其他</td></tr>
<tr><td colspan="2">生命体征　T____℃　　　P____次/分　　R____次/分
　　　　　HR____次/分　　SPO$_2$____%　　BP____mmHg
　　　　　体重____kg　　其他____</td></tr>
<tr><td colspan="2">教　　育　□散居　由____照看　　□托儿所　　□幼儿园
　　　　　□小学____年级　　　　　□初中____年级
　　　　　□高中____年级</td></tr>
<tr><td colspan="2">宗教信仰　□无　□佛教　□基督教　□天主教　□回教
　　　　　□其他_____</td></tr>
<tr><td colspan="2">费用来源　□医保　□当地　□外地　□商保　□其他_____</td></tr>
<tr><td colspan="2">主要照护人　□父母_____　□其他_____
　　　　　　姓名_____　　电话_____</td></tr>
<tr><td colspan="2">预防接种史　手术史　输血史　疾病史　传染病史　过敏史
一般健康史　家族史　Apgar评分</td></tr>
<tr><td colspan="2">发育程度　精神状态　睡眠状态　特殊情况　吸烟标志：无　有
饮酒标志：无　有　饮食情况　护理观察项目</td></tr>
</table>

（续表）

自我感知	**心理反应**	□怕陌生　□怕离开父母　□怕打针　　□怕吃药 □怕开刀　□怕影响学习　□其他＿＿＿　□不能评估
	情绪反应	□放松　□淡漠　　□焦虑　□恐惧　□悲伤 □哭吵　□沉默　　□其他＿＿＿　　　□不能评估 □合作　□不合作　□敌对　□其他＿＿＿ □不能评估
	疾病认知	□认识　□部分认识　□不了解　□不能评估
	学习意愿	□强烈　□一般　□漠视　□没有兴趣　□拒绝 □被监护人拒绝　□不能评估
角色关系	**语言沟通**	□普通话　□方言　□其他：＿＿＿＿＿＿ 不能评估（需说明）：＿＿＿＿＿＿＿＿＿＿
	主要照顾人文化程度	□硕士及以上　　　□本科　□大专 □高中　□初中　□小学　□文盲
	主要照顾人情绪反应	□正常　□淡漠　□沉默　□抑郁 □悲伤　□紧张　□害怕　□焦虑 □恐惧　□愤怒　□其他＿＿＿＿
	主要照顾人表达与理解	□好　□一般　□差　□其他＿＿＿＿
	主要照顾者对疾病认识	□了解　□一般了解　□不了解 □其他＿＿＿＿
	主要照顾者学习意愿	□强烈　　　□接收　□漠视需要 □没有兴趣　□拒绝　□其他＿＿＿＿
	患儿及家属健康需求	□无　□有　健康教育知识 □其他＿＿＿＿
风险防护	**功能评估：** 活动状态：□自如　□障碍　□肢体瘫痪（□左上 　　　　　□左下　□右上　□右下）□其他：＿＿ 自理能力：□自理　□需要帮助　□完全依赖他人 高危患儿：□否　□是（具有出生前、围产期、出生后高危因素 　　　　　□智力、运动、语言发育落后　□视觉、听觉障碍 　　　　　□行为异常　□神经系统疾病损伤致功能障碍） 　　　　　□其他＿＿＿＿	
	导管风险评分＿＿＿＿　高风险　□无　□有	
	疼痛：评分：＿＿＿＿　部位：＿＿＿＿＿	

（续表）

风险防护	营养异常风险评分（STAMP）： _____ 高风险 □无 □有 专业营养师评估需求：□否 □是
	压疮风险评分（Braden Q）： _____ 高风险 □无 □有
	跌倒风险评分（Humpty Dumpty）： _____ 高风险 □无 □有
出院特殊需求	自理能力：□自理 □需要帮助 □完全依赖他人 饮食情况 　　　　　出院指导（出院小结、健康教育）
	离院方式 □医嘱离院：□家里 □亲戚寄宿 □租借房 □旅馆 　　　　　□医嘱转院：□当地医院 □社区医院 □福利院 　　　　　□非医嘱离院：□死亡 □其他_____
	仪　　器 □无 □有_____
	辅助工具 □无 □有 □矫形器 □拐杖 □轮椅 □其他
	护理技术 □无 　□有 　□胰岛素 □新生儿 　　　　　□造瘘 □护理 □PICC □腹膜透析 　　　　　□PORT □其他_____

二、疼痛评分表

疼痛评分表

科室：　　姓名：　　性别：　　出生日期：　　床号：　　住院号：

项目	标准　　　　　　　时间日期				
发生频率：① 持续　② 经常　③ 偶尔					
疼痛评估量表选择	新生儿疼痛评估量表（NIPS）				
	面部表情	安静面容/表情自然=0分 面肌收紧、表情痛苦（包括眉、额、鼻唇沟）=1分			
	哭闹	不哭=0分　间歇性轻声呻吟=1分 持续性大声尖叫=2分			

（续表）

项目		标准　　　　　　　　　　　时间日期				
疼痛评估量表选择	呼吸形式	自如=0分　呼吸不规则、加快、屏气=1分				
	上肢动作	自然放松=0分　肌紧张、伸直、僵硬或快速伸直=1分				
	下肢动作	自然放松=0分　肌紧张、伸直、僵硬或快速伸直=1分				
	觉醒状态	睡眠/觉醒=0分　警觉、烦躁、激惹=1分				
	FLACC量表（2个月～3岁；在患儿不配合情况下使用FLACC量表评估疼痛）					
	面部表情	无特殊表情或微笑=0分　偶尔皱眉、面部扭曲、淡漠=1分　经常下颌颤抖或紧咬=2分				
	下肢动作	放松体位=0分　紧张不安静=1分腿踢动=2分				
	活动	静卧或活动自如=0分　来回动=1分　身体屈曲、僵直或急扭=2分				
	哭闹	无=0分　呻吟、呜咽或偶诉不适=1分　持续哭，哭声大=2分				
	安慰	无需安慰=0分　轻拍可安慰=1分很难抚慰=2分				
	Wang-Baker量表（脸谱量表，3～7岁）					
	0　2　4　6　8　10					
	视觉模糊评分法（VAS，＞7岁）0～10的数字代表不同程度的疼痛：0为无痛，1～3为轻度，4～6为中度，7以上为重度，10为最剧烈疼痛					
	评分总分					

（续表）

项目	标准	时间日期			
疼痛对患儿的影响	① 影响功能活动； ② 影响睡眠休息； ③ 影响食欲； ④ 引起生理行为反应（心率加快、出汗、烦躁不安）； ⑤ 影响认知反应（如焦虑、恐惧）； ⑥ 无影响				
护士					

注：0～3分：1天评估1次；4～7分：8 h评估1次；＞7分：1 h评估1次。

三、特殊人群评估单

×××医院 特殊人群评估表	姓名：　　　　性别： 出生日期：　　床号： 科室：　　　　住院号：	
基本资料	入院诊断： 陪　同　者：□父母　　□其他 资料来源：□患儿　□家属　□知情者 资料收集时间：	
□受歧视、 　虐待患儿 □不适用	受歧视、虐待原因： □生理缺陷和畸形　□智力低下　□家族背景 □种族　　　　　　□贫困　　　□其他： 歧视、虐待来自： □社会　□学校　□家庭　□其他 患者对歧视、虐待的反应： □抗争　□愤怒　□沉默　□容忍　□其他 处理措施： □报警　　　　□提请医生关注　□保护性隔离 □心理护理　□生活护理　　　□其他	
□免疫受抑 　制患儿 □不适用	免疫受抑制原因： □糖皮质激素　□细胞毒性药物　□重症感染　□肿瘤 □大手术　　　□免疫缺陷病　　□营养不良　□其他	

（续表）

□免疫受抑制患儿 □不适用	**并发症：** □感染 （□呼吸道 □消化道 □泌尿道 □皮肤） □肿瘤 □其他 **实验室检查：** WBC：_____ ×10^9/L；中性粒细胞：_____ %； 淋巴细胞：_____ %；ALT：_____ IU/L； BUN：_____ mmol/L **处理措施：** □提请医生关注 □保护性隔离 □心理护理 □生活护理 □其他
□化疗患儿 □不适用	**给药途径：** □中心静脉 □外周静脉 □肌肉注射 □口服 □其他 **不良反应：** □纳差 □恶心 □呕吐 □腹痛 □腹泻 □口腔溃疡 □皮疹 □疲劳 □脱发 □局部损伤 **情绪：** □乐观 □沮丧 □害怕 □孤独 □无助 □绝望 □不能评估 **血常规：** WBC：_____ ×10^9/L；PLT：_____ ×10^9/L **重要脏器损伤：** □肝脏 □肾脏 □心脏 □其他 **处理措施：** □提请医生关注 □心理护理 □生活护理 □其他
□青春期患儿 □不适用	**生长发育：** □提早 □适龄 □落后 **性格：** □外向型 □内向型 □混合型 **情绪：** □乐观 □愤怒 □恐惧 □悲哀 □沮丧 □孤独 □无助 **与家庭成员关系：** □融洽 □疏远 **处理措施：** □提请医生关注 □心理护理 □生活护理 □其他

（续表）

□慢性疼痛 　患儿 □不适用	**慢性疼痛原因:** □恶性肿瘤　　□血管性疾病　　□神经性疾病 □运动性疾病　□泌尿系统结石　□胆结石 □慢性肠梗阻　□其他 **疼痛对患儿的影响:** □影响学习　　　　　　　□影响生活感到苦恼 □严重影响生活感到非常痛苦　□痛不欲生 **患儿一周内使用过的止疼药:** □非甾体抗炎药(□布洛芬　□消炎痛　□阿司匹林 □百服宁　□其他) □弱阿片类(□强痛定　□曲马多　□可待因　□其他) □阿片类(□吗啡　□其他) **患儿对止痛治疗的反应:** □无效　□有效　□非常有效 **患儿对止痛药物成瘾可能:** □无　　□有　□不确定 **患儿夜间睡眠情况:** □正常　□轻度失眠　□经常失眠　□严重失眠 **处理措施:** □提醒医生关注　□心理护理　□对症治疗　□其他
□临终患儿 □不适用	**疾病或治疗产生的相关症状:** □疼痛　□恶心　□呕吐　□呼吸困难　□心悸 □气促　□发热　□昏迷　□其他 **患儿精神状况:** □绝望　□痛苦　□坦然　□无法评估 **患儿家属精神状况:** □绝望　□痛苦　□坦然 **患儿心理状况:** □焦虑　□易激怒　□紧张　□抑郁　□惊恐 □无法评估 **患儿家属心理状况:** □焦虑　□易激怒　□紧张　□抑郁　□惊恐 **患儿家庭特殊需求:** □宗教　□陪护　□抚慰 **家属对死亡前抢救的态度:** □不抢救　□一般性抢救　□全力抢救 **处理措施:** □提请医生关注　□心理护理　□对症治疗 □生命支持治疗　□其他

（续表）

□传染性 　疾病 □不适用	**传染病种类：** □甲类：(□鼠疫　□霍乱) □乙类：(□伤寒　□麻疹　□流行性腮腺炎　□非典 □病毒性肝炎　□痢疾　□狂犬病　□乙脑　□登革热 □炭疽　□肺结核　□副伤寒　□流脑　□百日咳 □艾滋病　□禽流感　□脊髓灰质炎　□其他) □丙类：(□手足口病　□感染性腹泻病　□流行性感冒 □水痘　□其他) **接触史：** □有　□无 **传播途径：** □呼吸道传播　□消化道传播　□接触　□虫媒 □血液 **患儿及家属对疾病的反应：** □无异常　□焦虑　□紧张　□恐惧 **处理措施：** □提请医生关注　□告知家属防护措施　□对症治疗 □隔离治疗　□心理护理

责任护士签名：

第三节　患儿病情变化早期预警

见表6-8。

表6-8　病情变化早期预警表

评　分　规　则				
项目	0	1	2	3
意识	正常	嗜睡	激惹/烦躁	1. 昏睡 2. 昏迷 3. 对疼痛反应下降 4. 意识模糊

(续表)

评 分 规 则				
心血管系统	1. 肤色粉红 2. CRT: 1~2 s	1. 肤色苍白 2. CRT: 3 s	1. 肤色发灰 2. CRT: 4 s 3. 心率较正常升高20次/分	1. 肤色灰，皮肤湿冷 2. CRT≥5 s 3. 心率较正常升高30次/分或心动过缓
呼吸系统	1. 正常范围 2. 无吸气性凹陷	1. 呼吸频率较正常升高10次/分 2. FiO$_2$: 0.3 3. 吸入氧流量<6 L/min	1. 呼吸频率较正常升高20次/分 2. 有吸气性凹陷 3. FiO$_2$: 0.4 4. 吸入氧流量6~8 L/min	1. 呼吸频率较正常减少5次/分，伴胸骨吸气性凹陷 2. 呻吟 3. FiO$_2$: 0.5 4. 吸入氧流量>8 L/min

评分: _____

儿童各年龄段正常心跳呼吸值					
	年龄	3	0	1	2	3
心率	<3个月	<100	120~140	皮肤苍白/CRT3s	>160	>170
	3个月~1岁	<100	110~130		>150	>160
	2~3岁	<90	100~120		>140	>150
	4~7岁	<80	80~100		>120	>130
	8岁	<60	70~90		>110	>120
呼吸	<3个月	<25	40~50	>60/吸氧	>70/吸凹	>80/呻吟
	3个月~1岁	<20	30~40	>50/吸氧	>60/吸凹	>70/呻吟

（续表）

儿童各年龄段正常心跳呼吸值					
呼吸	2～3岁	＜15	25～30	＞40/吸氧	＞50/吸凹	＞60/呻吟
	4～7岁	＜15	20～25	＞35/吸氧	＞45/吸凹	＞55/呻吟
	8岁	＜7	18～20	＞30/吸氧	＞40/吸凹	＞50/呻吟

预警评分处理
0～1分：继续观察病情
2分：评估患儿疼痛程度、体温变化、出入量等，继续观察病情变化
3分：评估患儿疼痛程度、体温变化、出入量等，继续观察病情变化
4分（比上次评分≥2分）：立即通知医生，评估患儿生命体征、疼痛程度、出入量等，继续观察病情变化
≥5分（3分栏中的任何情况）：立即报告医生，将患儿转抢救室，实施床旁监护，持续观察病情变化
评估时机
0～1分——每12 h评估1次
2分——每6 h评估1次
3分——每4 h评估1次
4分（比上次评分≥2分）分——每小时评估1次
≥5分（3分栏中的任何情况）——至少每小时评估1次

第四节　患儿交接表单

×××医院患儿转运交接记录单
患儿基本信息
姓名：_____　　出生日期：_____　　性别：_____
科室：_____　　床号：_____　　住院号：_____
诊断：　　　　过敏史：　　　　拟实施手术名称：
患儿核对：□腕带　　□开放式询问患儿及家属

（续表）

交接内容
神志：□清醒　□烦躁　□嗜睡　□意识模糊　□昏迷 　　　□镇静　□谵妄　□全麻
皮肤情况：□完整正常　□湿疹　□红臀　　　　□压疮 　　　　　□皮肤病　　□破损　□撞伤、挫伤、抓伤　□淤青 　　　　　□皮疹　　　□其他
导管情况：□无　□有（手动输入）
性质：□固定　□通畅　□有标签　□阻塞　□脱落
药物情况：□无　□有（手动输入）
输入量：_____mL
血制品：□无　□有
（□悬浮红细胞　□洗涤红细胞　□冷沉淀　□单采血小板　□血浆 □其他）
输入量：_____mL
物品情况：□无　□有（□病历　□X线片　□CT　□MR　□其他）
术前准备：□无　□有（□皮肤准备　□禁食　□灌肠　□手术标记）
伤口情况：□无　□有（□敷料干燥　□敷料松脱　□敷料固定 　　　　　　　　□渗血渗液）
镇痛泵：□无　□有　（□固定　□通畅　□有标签　□阻塞　□脱落）
转运设备：□无　□有（□氧气枕　□氧气瓶　□监护仪　□输液泵 　　　　　　　　□转运呼吸机　□复苏气囊　□其他）
其他：
交出病区：_____　时间：_____　签名：_____
□复核
接收病区：_____　时间：_____　签名：_____

×××医院患儿转运交接记录单(疑似传染病)

患儿基本信息

姓名:＿＿＿＿＿＿ 出生日期:＿＿＿＿＿ 性别:＿＿＿＿＿

科室:＿＿＿＿＿＿ 床号:＿＿＿＿＿ ID号:＿＿＿＿＿

诊断:＿＿＿＿＿＿＿＿ 过敏史:＿＿＿＿＿＿＿＿

流行病学史:＿＿＿＿＿＿＿ 既往史:＿＿＿＿＿＿＿

患儿核对:□腕带 □开放式询问患儿及家属 □手术名称

交接内容

神志:□清醒 □烦躁 □嗜睡 □意识模糊 □昏迷
　　　□镇静 □谵妄 □全麻

皮肤情况:□完整正常 □湿疹 □红臀 □压疮
　　　　　□皮肤病 □破损 □撞伤、挫伤、抓伤 □淤青
　　　　　□皮疹 □其他

导管情况:□无 □有 性质:□固定 □通畅 □有标签 □阻塞
　　　　　□脱落

药物情况:□无 □有 输入量: mL

血制品:□无 □有 输入量: mL
(□悬浮红细胞 □洗涤红细胞 □冷沉淀 □单采血小板 □血浆
□其他)

物品情况:□无 □有(□病历 □X线片 □CT □MR □其他)

术前准备:□无 □有(□皮肤准备 □禁食 □灌肠 □手术标记)

伤口情况:□无 □有(□敷料干燥 □敷料松脱 □敷料固定
　　　　　　　　　□渗血渗液)

镇痛泵:□无 □有(□固定 □通畅 □有标签 □阻塞 □脱落)

转运设备:□无 □有(□氧气枕 □氧气瓶 □监护仪 □输液泵
　　　　　　　　　□转运呼吸机 □复苏气囊 □其他)

隔离标识:□无 □有 □体液隔离 □接触隔离 □飞沫隔离
　　　　　□空气隔离 □保护性隔离

（续表）

特殊事宜：□报医务部　　□报业务总值班　　□专家会诊　　□标本采集 □报疫情室
其他：
交出科室：＿＿＿＿＿　　时间：＿＿＿＿＿　　签名：＿＿＿＿＿
□复核
接收科室：＿＿＿＿＿　　时间：＿＿＿＿＿　　签名：＿＿＿＿＿

第五节　满意度调查

一、门诊患者对护理工作满意度

门、急诊患者对护理工作满意度调查表

尊敬的患儿及家属：

　　您好！为了持续改进门、急诊护理服务，不断提高护理质量，更好地为患儿服务，特拟此调查表。请您根据在我院门、急诊就诊期间的亲身感受，客观评价我们的护理工作，对列出的护理服务范围，在所选择的满意度分值上打"√"，并提出宝贵意见！

谢谢您的合作，祝早日康复！

您就诊的科室是：＿＿＿＿＿＿＿＿＿

优质护理服务范围	非常满意	满意	基本满意	不满意	很不满意
1. 您对门、急诊大厅的卫生状况及环境是否满意？					

（续表）

优质护理服务范围	非常满意	满意	基本满意	不满意	很不满意
2. 您对门、急诊护士的仪表、仪容、言谈举止是否满意？					
3. 门诊分诊台、急诊预检护士是否主动为您指导您就医就诊？					
4. 护士在为您治疗前是否认真核对您对姓名及相关信息？					
5. 您在就诊或治疗中提出疑问时，护士是否向您耐心解释？					
6. 您对门、急诊护士的服务态度是否满意？					
7. 您对门、急诊护士的技术是否满意？					
8. 门、急诊便民服务措施能否满足您的需求？					
9. 在门、急诊诊疗过程中遇到困难时，护士是否及时为您提供必要的帮助？					
10. 您对我院门、急诊护理工作的总体印象如何？					
请您对我们的工作提出宝贵意见或建议：					
家长签名：＿＿＿＿＿＿					

二、住院患儿对护理工作满意度

住院患儿对护理工作满意度调查表

尊敬的患儿及家长：

　　您好！为了解您本次住院对护理服务的满意程度，以便我们更好地改进工作，现发给您一份调查表，对列出问题请您按照自己的标准、意愿或者自己的感受在所选择的满意度分值上打"√"。请对我们的工作给予客观、真实的评价，并留下您宝贵的意见或建议。感谢您的支持，祝您身体健康！

科室　　　患儿姓名　　　出生日期　　　日期：20　年　月　日

护理服务范围	非常满意	满意	基本满意	不满意	很不满意
1. 您初入病房时，能否得到护士的热情接待？					
2. 您认为护士将您送至病房是否及时？					
3. 您对病房的休养环境和卫生状况是否满意？					
4. 护士是否主动向您介绍入院须知(住院环境、陪护、探视制度等)及注意事项？					
5. 护士是否主动向您介绍主管护士和主管医生？					
6. 您对护士解释相关问题的主动性满意吗？					
7. 在进行各项护理操作时，护士是否向您做解释工作？					
8. 您是否能听懂护士对您进行的护理解释(如服药方法、专科治疗、健康宣教等)？					

（续表）

护理服务范围	非常满意	满意	基本满意	不满意	很不满意
9. 您对护士向您讲解的康复和健康指导等相关知识是否满意?					
10. 护士在用药及治疗前是否认真核对您的姓名及相关信息?					
11. 在您输液过程中,护士能经常巡视、使您放心吗?					
12. 当您需要帮助按床头呼叫器时,护士是否能及时到您床边服务?					
13. 您不舒服时,护士对您的关心程度如何?					
14. 当您生活不能完全自理时,护士是否能主动询问您的需要和给予相应的帮助?					
15. 病房值班护士是否主动巡视病房查看您的病情?					
16. 您认为护士的技术操作如何?					
17. 您对护士的服务态度是否满意?					
18. 护士长是否主动询问、关心您的病情及征求意见?					
19. 您对本病区护理工作的总体印象如何?					

（续表）

护理服务范围	非常满意	满意	基本满意	不满意	很不满意
20. 您知道分管您床位的责任护士是谁吗？		知道		不知道	

您最满意的护士是：

请您对我们的护理工作提出宝贵意见或建议：

家长签名：＿＿＿＿＿＿

参 考 文 献

［1］卫生部.医院隔离技术规范WS/T311-2009［S］.2009.

［2］护理人员手卫生规范WS/T313—2019［J］.中华医院感染杂志,2020(05): 796-800［2020-04-13］.

［3］刘安云,沈茹.护理人员手卫生依从性现状及管理策略进展［J］.中国消毒学杂志,2019,36(01): 63-65.

［4］朱敬蕊,崔琢,张向君,等.情景模拟教学法在护理人员职业防护培训中的应用［J］.中华劳动卫生职业病杂志,2020,38(4): 278-281.

［5］王小乙.新时期传染科护理人员的职业危害及防护研究进展［J］.中国当代医药,2020,27(13): 30-32.

［6］武迎宏,曹洋,高燕,等.新冠肺炎疫情期间护理人员安全防护文件标准研究及现状调查［J］.中华医院感染学杂志,2020,30(8): 1161-1166.

［7］王梅洁,李建萍.医疗器械相关性压力性损伤的研究进展［J］.解放军护理杂志,2020,37(07): 62-65.

［8］陈佳丽,宁宁,蒋艳,等.新型冠状病毒疫情下医护人员器械相关压力性损伤防护华西紧急推荐［J］.中国修复重建外科杂志,1-5［2020-08-03］.

［9］陈金,王琴,张岚,等.医疗器械相关压力性损伤预防的证据总结［J］.中华护理教育,2020,17(03): 226-232.

［10］黄文,周晓丹,王健,等.新型冠状病毒肺炎疫情期间医护人

员器械相关压力性损伤的防范策略[J].温州医科大学学报,2020,50(03):195-198.

[11] 邓进平,葛红艳,曹春霞.流程图在预防医疗器械相关压力性损伤中的应用效果评价[J].全科护理,2020,18(10):1227-1230.

[12] 甘秀妮.急诊呼吸道病原体职业暴露的术语与定义[J].中华护理杂志,2017,52(S1):20.

[13] 李清华.急诊呼吸道病原体职业暴露的应急预案[J].中华护理杂志,2017,52(S1):29-31.

[14] 吴欣娟,孙红.实用新型冠状病毒肺炎护理手册[M].北京:人民卫生出版社,2020.

[15] 杨华明,易滨.现代医院消毒学[M].北京:人民军医出版社,2013.

[16] 李小寒,尚少梅.基础护理学[M].北京:人民卫生出版社,2015.

[17] 秦小平.儿童医院感染管理[M].北京:人民军医出版社,2015.

[18] 胡玫.儿童医院感染预防与控制标准操作规程[M].昆明:云南科学技术出版社,2015.

[19] 丁淑贞,白雅君.临床儿科护理细节[M].北京:人民卫生出版社,2008.

[20] 姜平,姜丽华.临床护理一本通-传染科临床护理.北京:中国协和医科大学出版社,2016.

[21] 方峰,俞蕙.小儿传染病学[M].北京:人民卫生出版社,2014.

[22] 石宏,郝大林.传染病护理学[M].上海:上海第二军医大学,2013.

[23] 王丽芹,池迎春,陈叶蕾.儿科护理细节管理[M].北京:

科学出版社,2017.

[24] 医疗机构传染病预检分诊管理办法(中华人民共和卫生部令第41号).

[25] 张琳琪,王天有.实用儿科护理学[M].北京:人民卫生出版社,2018.

[26] 陆萍,周明琴,叶静芬,等.传染性疾病健康教育手册[M].杭州:浙江大学出版社,2018.

[27] 金荣华.感染性疾病诊疗常规系列护理常规与技术操作[M].北京:人民卫生出版社,2018.